セルライト超燃焼

最新 リンパマッサージ セルフケアBOOK

lymphmassage self-care book

銀座ナチュラルタイム総院長
経絡リンパマッサージ協会代表理事
渡辺佳子

Prologue

美しいスリムなからだは、女性なら誰でも憧れるもの。
その美を手に入れようと食生活を改めたり、
定期的な運動を試みたり、エステに通ったりして、
努力している人はいっぱいいることでしょう。
ダイエットの結果、思うような理想のボディを手に入れ、
何の不調もなく健康なのであれば、その今の美しさは本物でしょう。
でも、まだつらい食事制限を続けていたり、
何らかの不調を感じているとしたら、
手に入れた美しさもその場限りのものかもしれません。
ダイエットをやめた途端に体重が元に戻ってしまって、
また最初からスタートするのは、イヤですよね？
ダイエットも体調管理も、ちゃんとした方法であれば、
理想のボディと体調はキープできるもの。

その方法こそ、本書で紹介している「経絡リンパマッサージ」です。

経絡リンパマッサージは、東洋医学と西洋医学の理論と技術を融合させたとても効率的で新しいマッサージ方法です。

つらくもありませんし、特別な道具も必要ありません。本書を手にとった瞬間から、すぐに始められます。

さらに、経絡リンパマッサージを続けていると、全身の流れがよくなるため、からだの内側から健康になり肩こりや冷えといった女性に多い悩みが改善されてキレイになるという、うれしいことがたくさん起こります。

美しくなることをけっしてあきらめずに、

経絡リンパマッサージで、美しさと元気にさらに磨きをかけましょう。

Contents

- 002 Prologue
- 008 本書の進め方

Chapter 1
009 経絡リンパマッサージ 基本とウォームアップ

- 010 太りやすい、やせにくい、その理由は？
- 012 セルライトは「滞り」のサイン
- 014 ひとつの不調だけをケアしてもうまくいかない
- 016 経絡リンパマッサージでからだの内側から変わる
- 018 経絡リンパマッサージ基礎知識 1
  そもそも、リンパってどういうもの？
- 022 経絡リンパマッサージ基礎知識 2
  東洋医学の概念、経絡とは？
- 026 経絡リンパマッサージ基礎知識 3
  筋肉を意識して行うことが大切
- 030 経絡リンパマッサージ基礎知識 4
  肌も筋肉も刺激する経絡リンパマッサージ
- 032 経絡リンパマッサージの基本手技をマスター
- 036 めぐりをよくする全身ウォームアッププログラム
- 040 効果を高める！ 経絡リンパマッサージQ&A

Chapter 2
043　気になる部位別　経絡リンパマッサージ

〈脚〉
- 044　裏もも
- 046　内もも
- 048　前もも
- 050　外もも
- 052　ふくらはぎ
- 054　足首

〈お尻〉
- 056　お尻と太ももの境界部分
- 058　お尻のふくらみ部分

〈お腹〉
- 060　下腹（おへその下）
- 062　わき腹（サイドの肉）
- 064　上腹（肋骨〜胃）
- 066　さらに効果を高める　下半身集中プログラム

〈腕〉
- 072　二の腕（内側）
- 074　二の腕（外側）

〈背中〉
- 076　背中の肉

〈首・顔〉
- 078　首
- 080　フェイスライン

- 082　さらに効果を高める　上半身集中プログラム

- 088　COLUMN　1日3分のプチ運動で美をキープ　美脚ストレッチ

Chapter 3

089 悩み、体質別　経絡リンパマッサージ

〈からだの不調〉

- 090 便秘で苦しいとき
- 092 お腹のむくみがつらいとき
- 094 タプタプ「水腹」が気になるとき
- 096 ガスがたまってお腹がパンパンなとき
- 098 胃腸が疲れ気味のとき
- 100 膨満感で苦しいとき
- 102 つらいこりを和らげる
- 104 冷えたからだを温める
- 106 ぽっこりお腹をスッキリさせる

〈美容のトラブル〉

- 108 肌色がどんより暗いとき
- 110 目の下のクマが気になるとき
- 112 肌全体のくすみが気になるとき
- 114 口臭や体臭が気になるとき

116 東洋医学のアプローチで診断　体質別プログラム

- 116 知っておきたい東洋医学のキーワード
- 120 気血水　体質自己診断チェック
- 122 気血水　体質タイプ別セルフケア

- 128 **COLUMN** 1日3分のプチ運動で美をキープ
内臓脂肪燃焼エクササイズ

Chapter 4

129 **経絡リンパマッサージ
お風呂でセルフエステ**

〈シャワーを使って〉

130 **小顔になりたい**
132 **顔の肌ツヤをよくしたい**
134 **デコルテをすっきりさせたい**
136 **バストアップしたい**
138 **ウエストをくびれさせたい**
140 **ジーンズの似合うお尻になりたい**

〈プラスαして〉

142 **肌のデコボコをなくしたい**
144 **脚の肌質を改善したい**
146 **脚の色ツヤをアップしたい**
148 **ディティールをケアしたい**

目的別スパプログラム

150 PLAN 1　リラックス・スパ
152 PLAN 2　デトックス・スパ
154 PLAN 3　美肌・スパ
156 PLAN 4　ダイエット・スパ

158 Epilogue

本書の進め方

Step 1　基本情報を学びましょう ▶▶▶ p.10-31

Step 2　基本のテクニックをマスター ▶▶▶ p.32-35

まずは、めぐりをよくする
全身ウォームアッププログラム
を行ないます ▶▶▶ p.36-39

気になる部位、悩みなどから選んで行ないます

部位別

とくに気になる部位のメニューを1つか2つプラス。時間があるときは、下半身集中プログラムや上半身集中プログラムにトライしてみて。

▶▶▶ p.43-87

悩み・体質別

からだの不調や美容のトラブルに合わせて、メニューを選びましょう。この章では、体質のタイプ別のプログラムも紹介しています。

▶▶▶ p.89-127

お風呂で

バスタイムに、シャワーなども利用して行なう経絡リンパマッサージのメニュー。目的別のスパプログラムも紹介しています。

▶▶▶ p.129-157

Chapter 1

経絡リンパマッサージ 基本とウォームアップ

経絡リンパマッサージとは、どんなもの？
始める前に知っておきたい基礎知識と
基本の手技、基本の全身プログラムを紹介します。

太りやすい、やせにくい、その理由は？

「ダイエットをがんばっているのになかなかやせない」
「食べてないのに太ってきた」
といった悩みをよく耳にします。

でも、たくさん食べているのになぜかスリムな人や、ちょっと太ってもすぐに体重を戻せる人もいますね。この違いはどこにあるのでしょうか？

それはずばり、からだの「めぐり」です。全身の循環がよく、体内に余分な水分や老廃物がたまりにくい人は、代謝もよく、食べても太りにくい「やせ体質」の人です。対して、からだのめぐりが悪く、滞りのある人は、代謝の悪い「太り体質」の人。ちょっと食べただけで太りやすく、一度ついた脂肪は簡単に落ちてはくれません。

からだに滞りがある状態は、ダイエットはもちろん、美容にも、健康に

> **1 基本知識**

もよくありません。本来、すみやかに体外に排泄されるべき老廃物や余分な水分がからだのあちこちにたまっているわけですから、さまざまな不調が生じやすくなります。疲れやすい、慢性的な肩こりや首こりがある、冷えや便秘がつらい、といった全身の不調から、肌のくすみやツヤ不足、全身のむくみ、髪の傷み、といった美容の悩み、そして太りやすくなることも、からだの滞りに原因があるかもしれません。

この本でお伝えするのは、からだの滞りをリセットして全身のめぐりをよくするセルフマッサージです。全身の流れがよくなれば、脂肪を燃焼しやすい、やせやすいからだが手に入ります。老廃物や余分な水分が滞りなく排泄されると、さまざまな不調も改善。からだの「めぐり」をよくすることが、ダイエットと美容の第一歩、なのです。

セルライトは「滞り(とどこお)」のサイン!

太ももを両手でつかんで、タオルをしぼるようにひねってみてください。皮膚の表面がボコボコしていませんか? それが、脂肪細胞の一部が変成してできるセルライトです。ひどくなるとひねらなくても皮膚の表面がボコボコに。まるでオレンジの皮のような肌に見えるので、「オレンジピールスキン」とも呼ばれています。

では、セルライトとは一体どんなものなのでしょうか? 多かれ少なかれ、だれにでも皮下脂肪はついています。その皮下脂肪組織を形成しているのが脂肪細胞。この脂肪細胞に老廃物や余分な水分がくっついて、変成してしまっている状態がいわゆるセルライトと呼ばれるものです。

お尻や太ももをひねってみて。
ぼこぼことしていませんか?

1 基本知識

また、セルライトは冷えやすい部分にできやすい特徴があります。お尻や太ももなどの下半身は、体の中でも血流が滞りやすく、冷えやすい場所。重力の関係から老廃物や水分などもたまりやすいため、これらが脂肪細胞と結びついて、セルライトができてしまうのです。つまり、セルライトは長年からだが滞った結果、できてしまうものなのです。

このセルライトが増えると、周囲の組織を圧迫し、血液やリンパの流れがさらに悪くなります。すると、そこにどんどん老廃物や余分な水分がたまり、セルライトはさらに大きく、かたくなってしまいます。こうした悪循環を断ち切るためには、滞りを改善してからだの循環をよくする経絡リンパマッサージが、効果的なのです。

セルライトのしくみ

脂肪は筋肉の上についていますが、その脂肪を形成している脂肪細胞に余分な水分や老廃物がついて、変成したのがセルライト。

- セルライト
- 水分
- 脂肪細胞
- 老廃物
- 皮膚
- 皮下組織
- 筋肉
- 骨

ひとつの不調だけをケアしても うまくいかない

理想のボディを目指すならば、からだの内側に目を向けることも大切です。からだに脂肪がつきやすくなる原因として、冷えや内臓の不調が考えられます。内臓はいわばからだのエンジン部。エンジンに不具合があると各所に影響が出るのは必然。たとえば消化が悪くなったり、肌が荒れてシミができたりと、さまざまな不調につながります。

私たちのからだには本来「自然治癒力」が備わっています。自然治癒力とは、自分で自分を治そうとする力のことです。私たちは日常生活において、食生活の乱れや睡眠不足、仕事での疲れやストレスにより、本来持っているはずの力が失われたり、弱くなってしまっています。すると免疫機能が低下してからだに不調があらわれたり、排泄できていたものができなかったり、老廃物や余分な水分を溜めてしまったりします。この状態が続くと

代謝の悪いからだになり、脂肪やセルライトも燃焼できず、やせにくいからだになってしまいます。これを改善するには、ひとつの不調だけをケアしても思うようにはいきません。全身の流れをよくして、根本的にからだを変えなければ、不調は決してなくならないのです。

自然治癒力をとり戻す方法として、経絡リンパマッサージがあります。東洋医学と西洋医学、両方の視点から全身を診て、東洋医学では「経絡（気血水）」の流れ、西洋医学では「リンパ」の流れを改善していきます。からだ全体を滞りのない本来の状態に戻していくことが、不調改善の早道。不調がない状態こそ、本当に美しいからだと言えるのです。

経絡リンパマッサージで水分と老廃物を体外に流します。さすることで体温も上昇し、セルライトが燃焼しやすい状態に！

経絡リンパマッサージで
からだの内側から変わる

経絡とは、東洋医学では、気(エネルギーの源)・血・水(津液)の3つのエネルギーの通り道であると考えられています。これらが滞りなく流れていることが、東洋医学的に最も健康な状態なのです。

一方、リンパは西洋医学に基づいた考え方。リンパは静脈に沿って全身をくまなくめぐり、からだの中の老廃物や余分な水分を回収する、下水道のような役割を担っています。途中、太もものつけ根やわきの下、鎖骨などにある「リンパ節」で汚れたリンパを浄化しながら、最後には尿や汗として体外へ不要なものを排泄します。そのため、リンパの循環が悪くなると、老廃物や余分な水分を体にためこみ、むくみやこりが起こりやすくなります。セルライトもできやすく、太りやすくもなってしまいます。

この老廃物を流すリンパマッサージに、全身にエネルギーをめぐらせて

健康なからだをつくる経絡への処方を同時に行なえるのが、本書で紹介する最新「経絡リンパマッサージ」です。押す、もむ、さする、たたくなどの手技を使って、全身の流れをよくしていきます。経絡は内臓と体表を結ぶルートでもあるので、内臓の調子も整い、体の内側からキレイで健康に変わっていきます。「美しいボディは健康な体に宿る」。経絡リンパマッサージなら、健康と美しさを同時に手に入れることができるのです。

経絡リンパマッサージ 5つのメリット

毎日の習慣にすればだれでもからだは変えられる！ 経絡リンパマッサージにはさまざまなメリットがあります。

1 気持ちいいから続けられる！

「きつそう」「難しそう」という人も手をあててさするだけなので簡単＆安心。効果も出やすいので楽しく続けることができます。

2 肌や髪もキレイになる！

からだの内側へのアプローチで経絡の流れを整えると、血行も促進され、肌の新陳代謝も活発になり、髪にもツヤやコシが出てきます。

3 部分やせも可能！

部分やせにはまず全身の流れを改善することが大切。全身の流れを整えてから気になる部分をマッサージすれば、効果てきめん！

4 リバウンドしにくい

食事制限は不要で普段の生活の中にマッサージをとり入れるだけなので、リバウンドの心配は無用。太りにくいからだに変わります。

5 免疫力もアップ！

リンパの流れや血液循環が改善すると老廃物や余分な水分、脂肪などの不要物をためないからだに変わり、免疫機能も高まります。

経絡リンパマッサージ
基礎知識 ❶

そもそも、リンパってどういうもの？

「免疫」と「浄化」2つの働きで不調にオサラバ！

人間のからだには静脈に沿って「リンパ管」と呼ばれる管が無数にはりめぐらされています。リンパ管の中を通っているのが「リンパ液」で、リンパ管の途中にありフィルターのような役割をするのが「リンパ節」です。

これらを総称して「リンパ」と呼んでいますが、リンパには大きく分けて「免疫」と「浄化」の2つの働きがあります。

体内を一方通行で流れ、酸素や栄養分を運び、からだの中の老廃物や余分な水分を回収するのが「浄化」の働き。リンパ液によって運ばれる体内のさまざまな不要物は、わきの下や鎖骨まわり、足の付け根（そけい部）、ひざの裏などにあるリンパ節で浄化されながら、最終的には鎖骨にある太いリンパ管に合流し、静脈に注がれてさまざまな臓器を経由して尿や汗として体外へ排泄されます。

また、リンパはからだに悪影響を及ぼすウイルスや細菌などの異物を体外に排泄してからだを守るためにも働くので、病気に強いからだをつくる「免疫」という重要な役目も担っています。リンパ節の働きが悪いと、老廃

1 基本知識

物や余分な水分の回収がうまくいかず、リンパ節を押したときに痛みが出たり、周囲がむくんで水太りのような状態になったりします。このような状態が慢性化すると、免疫の機能も衰えやすく、風邪をひきやすくなったり、病気が治りにくくなったりします。

このように、リンパの「免疫」と「浄化」の働きはとても重要で、リンパの流れを改善してリンパ節の働きを高めることは、健康なからだを維持するために欠かせないのです。

リンパの流れを改善して健康的で美しいからだに

では、リンパの流れをよくするにはどのようなことをすればいいのでしょうか？ リンパは表層に多いため、外からの影響が伝わりやすいという特徴があります。つまりは手でさするだけでも流れを改善できるということ。そんな簡単なことで？ と思うかもしれませんが、さするだけでもむくみがちなからだには効果的です。また、リンパは血液のように心臓のポンプで流れているものでなく、筋肉の収縮をポンプの代わりとして流れています。そのため、運動不足や筋肉のこりはリンパの流れが滞る原因の

経絡リンパマッサージ
基礎知識 ❶
そもそも、リンパってどういうもの？

からだ全体に目を向けてケアする

リンパの流れが悪いと、むくみやすいだけでなく、代謝機能が低下するために太りやすい体質になってしまうのも問題です。よく、太った部分だけをケアしようとする人がいますが、それではあまり効果がありません。前述したようにリンパは全身をめぐっているため、部分的な改善はあまり意味がありません。気になる部分だけでなく、広くからだ全体に目を向けてケアをすることが大切なのです。ムダなものをためこまない美しく健康的なからだには、毎日のこまめなマッサージや運動でリンパの流れをスムーズにさせておくことが大事なのです。

ひとつになります。ですから、リンパの流れを改善するには、適度な運動や筋肉刺激が有効な方法になるのです。

全身にはりめぐらされるリンパ図

1 基本知識

顎下（がくか）リンパ節

耳下腺（じかせん）リンパ節
頸部（けいぶ）リンパ節
鎖骨（さこつ）リンパ節
腋窩（えきか）リンパ節
肘（ちゅう）リンパ節
腹部（ふくぶ）リンパ節
そけいリンパ節
膝窩（しっか）リンパ節
（ひざの裏側）

リンパの働き

静脈に沿って網目状にくまなくはりめぐらされるリンパ管。途中でリンパ節を経由して汚れたリンパ液を浄化しながら全身をめぐる。

経絡リンパマッサージ 基礎知識 ❷

東洋医学の概念、経絡とは？

全身をめぐる「経絡」の流れを改善してからだを活性化！

先に説明した「リンパ」は西洋医学の概念ですが、「経絡」とは東洋医学の考え方。本書で紹介する経絡リンパマッサージは、東洋医学と西洋医学両方の考え方をベースにしているのが特徴で、からだ中をめぐるリンパと経絡の流れを整え、滞りを改善して心とからだの不調を解消するマッサージ法です。

「経絡」とは生命エネルギーである「気」「血」の通り道のことをいいます。

経絡の流れは、よく川の流れにたとえられます。川の水が少ない（＝生命エネルギーである気血が少ない）と勢いが足りずスムーズに流れてくれません。また、大きい岩などが置かれている（＝経絡に何らかの滞りがある）と流れがせき止められてしまいます。このように、川の流れを改善するように、経絡のめぐりを整えておくことは、生命力の充実に欠かせないのです。

臓腑と体表を結ぶ14本の経絡

経絡は、陰陽の12経（正経十二経脈）に奇経の督脈と任脈を加えた計14

① 基本知識

経絡があると考えられています。それぞれの経絡は臓腑（内臓）とからだの表面を結んでいて、からだの深部から体表に近い部分まで、いろいろな場所を通りながら全身に複雑にはりめぐらされています。

そして、体表近くを通る経絡上には、経穴（ツボ）があり、気が出入りするポイントだと考えられています。ツボは内臓の状態を反映するポイントでもあるため、内臓に不調があると、ツボを押したときに痛さやかたさを感じるといった反応があらわれます。東洋医学では、内臓につながる経絡をマッサージしたり、ツボを刺激したりすることで弱った内臓機能の改善をはかっていきます。

経絡を整えることで内側から不調を緩和

からだの不調症状を受けて、どの経絡に働きかけるかを診るのが経絡による治療です。例をあげると、胃や腸など消化器系にトラブルがある場合は足の胃経や足の脾経などの経絡と関係するため、胃経や脾経の通る足の前面や内側のマッサージを行なったりします。このように、一見関連がなさそうでも、じつは相互に影響しあっていることを読み解き、マッサージなど

経絡リンパマッサージ
基礎知識 ❷
東洋医学の概念、経絡とは？

の治療につなげていくのが経絡治療です。本書のセルフケアの中でも、おすが、これはこうした経絡的な診断がベースになっているため。こうしたマッサージが持つ意味を理解したうえでセルフケアを行なうと、より確かな効果につながるでしょう。

腹部に集中する大切な臓器

耳下腺（じかせん）
舌下腺（ぜっかせん）
咽頭（いんとう）
顎下腺（がっかせん）
食道（しょくどう）
肝臓（かんぞう）
胃（い）
膵臓（すいぞう）
胆のう（たんのう）
大腸（だいちょう）
小腸（しょうちょう）

経絡リンパマッサージ
基礎知識 ❸

筋肉を意識して行なうことが大切

筋肉の機能を高めて、理想のからだを手に入れる

筋肉は、美しいボディラインを作る大切な要素のひとつです。しなやかな筋肉は、その人の骨格にあった弾力や長さ、強さを保ち、しっかりと機能することでキレイな姿勢をキープすることができます。しかし筋肉がこると、本来の働きが低下してしまい、お腹がポッコリ前に出てしまったり、肩が前に出て猫背になってしまったり、姿勢が悪くなってしまったりと、ボディラインは崩れるばかり。筋肉がきちんと機能しているとボディラインをスリムに美しくキープできますが、筋肉がこると途端にだらしのない体形になってしまうのです。

筋肉が弱るとリンパの流れが悪くなる

キレイな姿勢を維持したり、骨に付着し関節を動かすこと以外にも、筋肉はからだにとって重要な役割を果たします。それは、リンパの流れをよくするという働きです。筋肉は収縮したときに周囲のリンパ管に作用してリンパを押し出すという働きをします。この働きがしっかりとできていな

① 基本知識

筋肉のこりをほぐして不調を予防・改善

いと、リンパの流れが悪くなり、むくみやすくなってしまいます。夕方になるとふくらはぎや足首まわりのむくみがひどくなるという人は、筋肉の機能を高めることでむくみがスッキリし、見た目の印象もガラリと変えることができます。

また、私たちに身近な首こり、肩こりの原因のひとつにも筋肉の疲労があげられます。デスクワーク、家事、育児など、私たちの生活のほとんどの動作はからだの前で行なうことが多く、似たような動作をくり返します。肩を上げ下げする、指を動かすなど、同じ動作で同じ筋肉を使い続けると、筋肉は疲労してしまいます。からだを支える足、とくにふくらはぎや腰は立っているだけでも疲労してこってしまいます。こうした筋肉のこりは、そのこりのある場所だけではなく、ほかの場所にまで影響が及ぶことがあります。肩のこりはひどくなると頭痛や吐き気、腕のしびれなどを引き起こすこともあります。筋肉の働きをよくしておくことは、一見関係のないように思えるほかの不快症状を改善することにもつながるのです。

経絡リンパマッサージ
基礎知識 ❹

肌も筋肉も刺激する経絡リンパマッサージ

肌の表面から深部までトータルに刺激

経絡リンパマッサージは、リンパや血液の流れを改善して、からだの調子を整えていくものです。注目すべきは、肌の表面から深部の筋肉までをトータルで刺激できることでしょう。

人のからだは、表面から深部に向かって、表皮（皮膚）、真皮、皮下組織、筋肉、骨というように構成されています。手技のひとつである「軽擦法」は、肌をさする手法ですが、肌の表面をさすることで循環を高めて、皮膚を温めてほぐします。ほぐれたところで「揉捏法」という揉む手技を用いて皮下にある筋肉をほぐしていきます。女性の皆さんが気にされる皮下脂肪は、真皮の下の皮下組織に含まれ、筋肉はさらにその下にあります。経絡リンパマッサージの「揉捏法」や「叩打法」で筋肉を刺激すると、筋肉の近くにある脂肪を燃焼させる作用もあり、引き締めにも役立ちます。

さらに、本書ではマッサージと一緒に行なうとさらに効果が上がるエクササイズやツボも紹介。筋肉のこりをほぐし、さらに機能を高める効率のよいプログラムになっています。

4つの手技の簡単ステップでスッキリ!

Step 1 押す（にぎる）〜温める〜

かたくなった皮膚や筋肉を温める

長年ほうっておいたセルライトはかたくなり、落ちにくい状態に。そこで、かたくなったセルライトを皮膚の表面から押してほぐします。ギュッとにぎって刺激して。

ギュッ

Step 2 さする〜流す〜

老廃物や水分の流れをよくする

さすることで、たまった老廃物や水分を流れやすくします。やせたい部分に手のひらを密着させ、各リンパ節に向かってさすります。リンパや経絡の流れがよくなります。

Step 3 もむ〜ほぐす〜

筋肉の血行を促進して燃焼力アップ

Step1より大きく刺激する方法です。気になる部位をもんで刺激して筋肉の血行をさらによくし、脂肪燃焼効果をパワーアップ。タオルをしぼるようににぎるのがコツ。

Step 4 たたく〜引き締める〜

細胞を活性化して引き締める

手のひらを軽く丸めて、パコパコとリズミカルにたたきます。細胞を活性化して皮膚を引き締める手技。たるみや特に引き締めたい部分を活性化するのに有効です。

パコパコ

経絡リンパマッサージの基本手技をマスター

やってみましょう

マッサージ効果を高めるために、まずは基本のテクニックをマスター。手や足で練習をしてコツをつかみましょう。

さする

さすることで皮膚や筋肉を温め、からだ全体の循環をスムーズにします。

二指軽擦法
【にしけいさつほう】

中指と人差し指の2本の指を使って、気持ちいいと感じるくらいの強さでやさしくさすります。顔など皮膚の柔らかい場所、狭い場所に効果的です。

手掌軽擦法
【しゅしょうけいさつほう】

経絡リンパマッサージでもっともよく使われる手技。皮膚に手のひらを密着させてさすります。

母指軽擦法
【ぼしけいさつほう】

親指で少し圧を加えながら、気持ちいいくらいの強さでさすります。主に経絡のラインを刺激する手技です。

四指軽擦法
【ししけいさつほう】

親指以外の4本の指をあてて、やさしくなでるようにさすります。腕やお腹などに使います。

押す

ツボを刺激するほか、こりかたまった筋肉をゆるめてやわらかくします。

手掌圧迫法
【しゅしょうあっぱくほう】

手のひらを皮膚にぴったりあてて、息を吐きながら気持ちがいい程度の強さでゆっくり押します。5秒かけて押し、5秒止めて5秒かけて戻します。

四指圧迫法
【ししあっぱくほう】

親指以外の4本の指を皮膚にあてて、息を吐きながら気持ちいい程度の強さで押します。5秒かけて押し、5秒止めて5秒かけて戻します。

母指圧迫法
【ぼしあっぱくほう】

ツボなどを押すときに用います。体重を使って5秒かけて押し、5秒止めて5秒かけて戻します。親指を重ねて行なうと効果的です。

筋肉を刺激することで皮下血行を促進し、セルライトや脂肪の燃焼を促します。

把握揉捏法
【はあくじゅうねつほう】

部位を両手でやさしくつかみ、タオルを絞るようにもみます。筋肉のこりや経絡の滞りを改善します。

母指揉捏法
【ぼしじゅうねつほう】

手のひら全体を部位にあて、親指に体重をかけて左右の手を交互に動かしてもみほぐします。

マッサージの仕上げに肌のたるみを引き締め、なめらかに整えます。

拍打法
【はくだほう】

手のひらの中央をくぼませてパコパコと音がするくらいの、気持ちのいい程度の強さで交互にたたく。

❖ 部位別マッサージをする前に ❖

めぐりをよくする
全身ウォームアップ
プログラム

部位別・症状別マッサージを行なう前に、全身の流れをよくする全身マッサージを行ないましょう。全身の流れがよくなると、部分マッサージの効果も上がり、さらに全身やせにもつながります！

Step 1

足裏

両手の親指の腹を使って、足裏全体を押す。かたい、痛い、冷えている部分は念入りに。足の甲の指の間も同様にほぐす。

1分

1分

Step 2

ふくらはぎ

両手のひらでふくらはぎを包み、足首からひざ裏のリンパ節に向かってさすり上げる。脚の内側、外側も同様にさする。

Step 3
太もも

ひざ上に両手を当て、そけい部に向かって手のひらを左右交互に動かし、太ももの前側をさする。脚の内側、外側、後ろ側も同様に。

1分

Step 4
背中

両手のひらを背中のできるだけ高い部分に当て、そこからお尻に向かって、手のひらを密着させたままさすり下ろし、そのまま円を描くようにヒップラインに沿ってさすり上げる。

1分

Step 5
お腹

❶両手のひらをおへその上下に当て、おへそを中心に時計周りに円を描くように、お腹全体をさする。

❷お腹の中心を、みぞおちからそけい部まで両手のひらで交互にさすり下ろす。

1分

Step 6 　1分

腕

片方の手で反対側の手首を軽くつかみ、手首から腕のつけ根に向かって腕の外側と内側をさすり上げる。反対側も同様に。

Step 7 　1分

胸

バストの丸みにあわせて、上下に手を当てる。上の手は胸の中央からわきの下へ、下の手はわきから胸の中央に向かって、やさしくさする。反対側も同様に。

Step 8 　1分

首

片方の手を反対側の首すじに当て、耳の下から肩先に向けてさする。反対側も同様に。首を反対側に少し傾けると行ないやすい。

Step 9
顔

両手の親指以外の4本の指をあごに当て、あごからこめかみに向かってフェイスラインをやさしくさすり上げる。

1分

Step 10
全身

手のひらを軽くくぼませ、手を左右交互に引き上げるようにしながら、全身を下から上へ手首を回転させながらたたく。頭は指先ではじくようにたたく。

1分

効果を高める！経絡リンパマッサージ Q&A

Q1 どれくらいで効果がでるの？

A 個人差はありますが、目安は1週間ほど

目安として、およそ1週間ほどで何らかの効果があらわれてきます。ただし個人差があるので、むくみがひどい場合などは、1回のマッサージで劇的に変わることも。長い間冷え性に悩んでいる人やセルライトが肥大しているような場合は、毎日継続して行ないましょう。体質も改善され、からだが温まった、むくみが楽になったなどの変化があるはずです。

Q2 痛いほど効くの？

A 気持ちいいと感じる強さを目安に

リンパが滞っている部分や冷えがひどい部分、こっている部分は、マッサージをすると痛く感じることがあります。その場合はやさしく行なってみましょう。手先だけで力を入れるのではなく、体重を使うのがポイントです。「気持ちいい」と感じるくらいを目安にして行なって、ほぐれてきたら、徐々に強さを変えてもOKです。

Q3 やればやるほど効果がある？

A やりすぎはNG！目安を守って

マッサージは1日1回がオススメ。まとめて行なうよりも、少しずつ毎日続けるほうが効果的です。ただし、大事なデートの前日であれば、からだの状態をみながら回数を増やしても。全身ウォームアッププログラム（36ページ）に加えて、部位別・悩み別のマッサージを行なう場合は、2種類くらいがいいでしょう。

Q4 体重も減らせるの？

A まずはサイズダウン そして次に体重ダウン！

「今日はむくみがひどいな」と思うときに経絡リンパマッサージを行なえば、その日のうちに効果を実感できるはずです。そして、経絡リンパマッサージを続ければ、ほかに比べて目立って太かった部分がサイズダウンしてくることでしょう。これは、全身の循環がよくなることで、からだにたまった水分や老廃物が外に排出され、ボディバランスが整ってくるから。全身のめぐりがよくなり、自然と代謝がアップ。代謝が上がると脂肪の燃焼も促進され、太りにくくやせやすいからだに。体重がオーバー気味の人は、ゆっくりと適切な体重に近づいていくはずです。

Q5 いつやるのがもっとも効果的？

A お風呂上がりがベスト

経絡リンパマッサージは、体が温まっているときに行なうと効果がアップします。また、肌に直接触れてマッサージするのが基本なので、マッサージする部位や手指が清潔に保たれているお風呂上がりがオススメ。お風呂上がりのリラックスタイムにマッサージの習慣をつけて、無理なく続けましょう。

Q6 マッサージオイルは使ったほうがいい？

A 必ずではありませんがやりやすくなるのでオススメ

手の滑りをよくして、マッサージ効果を上げるためにも、マッサージクリームやオイル、ジェルを使うことはオススメです。選ぶときは、オーガニックのオイルなど、肌質に合ったナチュラル素材のアイテムを選ぶようにするといいでしょう。マッサージを行なうと、オイルの肌への浸透もよくなり、肌の調子もアップ。好みの香りのクリームやジェル、またエッセンシャルオイルをプラスするのもオススメです。香りにはリラックス効果があり、気持ちも落ち着いてきます。

Q7 食事制限はしなくていいの?

A 1日3食しっかり＆腹8分目 体を冷やさない食事を

ムリな食事制限は体温を下げ、代謝が悪くなるのでNG。1日3食＆腹8分目を目安に。体を温めるために、野菜なら温野菜など、温かいものをとるようにしましょう。また、水分の代謝をよくするために、1日1.5～2ℓの水分をとること。冷たい水分は胃腸を冷やしてしまうので、常温や温かいものをとりましょう。

Q8 やってはいけないときはあるの?

A 体調の悪いときはムリに行なわないこと!

マッサージを行なうときには、回数や以下の点に注意して行ないましょう。

◆ 手、指と行なう部位は清潔に

◆ 疲れがひどい、病気やケガがある、体調の悪いときは行なわない

◆ 妊娠の可能性がある、また妊娠初期はムリに行なわず、医師や専門家に相談を

◆ 食後2時間、飲酒後は控える

◆ 皮膚に傷や湿疹がある場合には、その場所を避けるか行なわない

◆ 症状が重い場合や、続けても効果が上がらない場合は、すぐに専門家に相談を

◆ マッサージを行なって体に異常や違和感を感じたら、直ちにマッサージをやめて専門家に相談を

◆ マッサージのあとは、十分な水分をとる（500mℓくらい）

Chapter 2

気になる部位別
経絡リンパマッサージ

部位ごとに4つのステップででき
マッサージの時間も1ステップ1分と簡単。
合わせて、エクササイズも行なってみましょう。

裏もも

座りっぱなしの生活は、ヒップとの境目がなく、たるんだ裏ももをつくります。裏ももにセルライトがある人は、血行が悪く冷えている人が多いので、とくに押す(にぎる)、さするの動作を念入りに行なって裏ももにハリを出しましょう。

こんな人に特にオススメ!

- ももとお尻の間に深い溝ができている
- ももがお尻よりも外にはみ出している
- お尻と太ももが一体化している

太もも

1 押す(にぎる) 裏ももを大きくつかみ圧を加えながらにぎる 【1分】

イスに浅く座り、両手で裏ももを大きくつかみ、両手のひら全体で裏ももに圧を加えながらにぎる。にぎれない人は押すだけでOK。反対側も同様に。

2 さする ひざ裏の上からお尻の境目までをさすり上げる 【1分】

足を肩幅に開いて立ち、ひざ裏の上に手のひらを当てる。その位置からお尻と太ももの境目まで、両手のひらで、裏もも全体をさすり上げる。

Point 上半身を左右交互に動かしながら行なうとやりやすい!

044

太もものエクササイズ

裏ももには、ハムストリングといわれる大腿二頭筋、半腱様筋、半膜様筋がありますが、特に大腿二頭筋が衰えると裏ももがたるんでしまいます。

❶ 肩幅に足を開いて立ち、両手を頭の後ろへ。
❷ 背中を伸ばしたまま上体をゆっくりと約60度ほど前に倒し、30〜60秒キープ。
※3回行なう

意識する筋肉：大腿二頭筋

3 もむ
裏ももをタオルをしぼるようにもみほぐす

1分

イスに浅く座り、脚の外側から裏ももを両手でつかみ、両手を互い違いに動かしながら、タオルをしぼるようにもみほぐす。反対側も同様に。

4 たたく
手のひらをくぼませ裏もも全体をたたく

1分

手のひらの中央を軽くくぼませ、手を左右交互に動かしながら、裏もも全体をたたく。パコパコと軽く音が出るようにたたいて。反対側も同様に。

Point
手をくぼませて、パコパコと音がなるようにたたいて。

内もも

太ももの内側は、普段あまり使われない部分。そのぶん、余分な水分やお肉がたまってたるみやすいところでもあります。マッサージで余分な水分を排泄し、太もものエクササイズで引き締めれば、効果が実感できますよ。

こんな人に特にオススメ！
- 気がつくとズボンの内側がすれている
- またずれができやすい
- 内ももが赤くなっている、または黒ずんでいる

太もも

1 押す（にぎる）
内ももを大きくつかんでまんべんなくにぎる　1分

内ももをにぎりやすいように、脚を開いて座る。内ももに両手をそえ、圧を加えながらまんべんなくにぎるように押す。反対側も同様に。

2 さする
ひざ上からそけい部まで内もも全体をさする　1分

ひざ上に手のひらを当てる。手を左右交互に動かしながら、そけい部に向かって、内もも全体を手のひらでさすり上げる。反対側も同様に。

Point

足のつけ根にはそけいリンパ節があります。ここに流すような意識でさすって！

太もものエクササイズ

内ももの中でもっとも大きな筋肉、大内転筋を刺激します。曲げた内ももに力が入っているのを意識しながら行なって。

❶ 足を広めに開いて立ち、そけい部に手を当てる。
❷ 左足先を外側に向けてひざを曲げ、体重をのせて30秒キープ。
※反対側も同様に左右各3回行なう

大内転筋

意識する筋肉

3 もむ 内ももをつかんだ手を左右交互に動かしてもむ

1分

内ももを両手のひらで大きくつかむ。手を左右交互に動かしながら、内もも全体をもみほぐす。反対側も同様に。

Point 内ももはやさしく、大きくつかむのがコツ！

4 たたく 内もも全体をまんべんなくたたく

1分

手のひらの中央を軽くくぼませ、手を左右交互に動かしながら、内もも全体をリズミカルにたたく。まんべんなくたたいたら、反対側も同様に。

② 部位別

脚 | お尻 | お腹 | 腕 | 背中 | 首・顔 | 下半身集中プログラム | 上半身集中プログラム

前もも

前ももが盛り上がっているのは、筋肉疲労などのこりの蓄積が原因。そこで、押す（にぎる）ときにしっかり体重をかけて、よくもみほぐすのがポイント。マッサージで前側の張り出しをスッキリさせましょう！

こんな人に特にオススメ！
- パンツがパツパツになってしまう
- 太ももがたくましいといわれる
- ひざのお皿がお肉にうもれている

1 押す（にぎる）
手のひらに体重をのせて前もも全体を押す　1分

Point
手のひらを当てたら、体重をしっかりかけて押してみて！

イスに浅く腰かける。太ももの前側を両手のひらでにぎり、手のひらに体重をのせながら前もも全体をまんべんなく押す。反対側も同様に。

2 さする
両手のひらで前ももをさすり上げる　1分

ひざ上に両手のひらを当てる。その位置からそけい部まで、手を左右交互に動かしながら、前ももをさすり上げる。反対側も同様に。

太もも

048

太もものエクササイズ

ひざまでつながっている前ももの大腿直筋を鍛えて、太ももの前の張り出しをおさえましょう。

❶ 肩幅に足を開いて立ち、両手を肩の高さまで前に上げる。
❷ 前にかがまないように、腰を落として30秒キープ。
※3回行なう

意識する筋肉

大腿直筋

Point 大きくつかんで、その場所が温かくなるまで行なってみて!

3 もむ
手を左右交互に動かして前ももをもみほぐす

1分

前ももを上から両手でつかむ。手を互い違いに動かし、手の位置を少しずつずらしながら、前ももをまんべんなくもみほぐす。反対側も同様に。

4 たたく
前もも全体をリズミカルにたたく

1分

手のひらの中央を軽くくぼませ、手を左右交互にリズミカルに動かしながら、ひざ上からそけい部まで、前もも全体をたたく。反対側も同様に。

外もも

太ももの外側は本来あまりお肉がつかないところ。にもかかわらずそこが張り出しているのは、お尻のたるみや筋肉にこりがたまっているのが原因です。少し強めの力を加えてマッサージを行なうのがポイントです!

こんな人に特にオススメ!
- 下半身がアンバランスに太く見える
- ショートパンツはもう履けない
- タイトスカートが入らない

1 押す（にぎる）
つかんでは離して外もも全体を押す　**1分**

片ひざを立てて床に座る。両手で太ももの外側を大きくにぎり、つかんでは離す動作を繰り返しながら、外もも全体をにぎって押す。反対側も同様に。

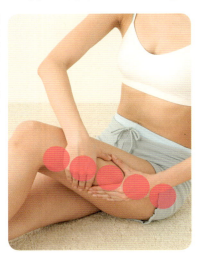

2 さする
両手のひらで前ももをさすり上げる　**1分**

両手でにぎりこぶしをつくり、外ももに当てる。にぎりこぶしを滑らせるように、脚のつけ根に向かって外ももをさする。反対側も同様に。

Point 手首を回転させるようにしてさすって!

太もも

太もものエクササイズ

お尻から太ももにつながっていて、外ももの張り出しを左右する大腿筋膜張筋を刺激します。

❶横向きになって右腕で頭を支えたら、左手を腰に当てる。
❷上側の足をできるだけ高く上げて10秒キープ。下の脚につく前に再度上げる。
※反対側も同様に左右各3回行なう

意識する筋肉
大腿筋膜張筋

3 左右交互に手を動かし外ももをもみほぐす

もむ　1分

両手のひらで外ももをつかむ。タオルをしぼるように、左右の手を互い違いに動かしながら、つかんだ外ももをまんべんなくもみほぐす。反対側も同様に。

Point
手をすべらせるように、まんべんなくもんでね!

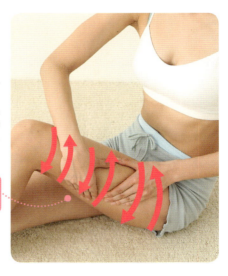

4 外ももをまんべんなくたたく

たたく　1分

手のひらの中央を軽くくぼませ、外ももに当てる。左右の手を交互にリズミカルに動かしながら、外ももをまんべんなくたたく。反対側も同様に。

ふくらはぎ

動かすことが多く、普通だったらセルライトのつきにくい場所。ところが、むくみが原因で太く見えている人も少なくありません。マッサージで水分代謝がよくなれば、すぐにサイズダウンが可能です。

こんな人に特にオススメ！
- ししゃもみたいな脚といわれる
- 脚が実際よりも短く見える
- 「運動してた？」とよく聞かれる

脚

1 押す（にぎる） ふくらはぎ全体をにぎったまま押す　1分

ひざを立てて床に座る。両手でふくらはぎをにぎり、足首からひざ裏まで、ふくらはぎ全体をにぎったまま4カ所程度押していく。反対側も同様に。

Point
体重をのせてしっかりにぎるように押すと効果的！

2 さする ふくらはぎをさすり上げる　1分

足首に両手のひらを当て、手を左右交互に動かしながら、足首からひざ裏までふくらはぎをさすり上げる。反対側も同様に。

脚のエクササイズ

ふくらはぎの腓腹筋を鍛えて、リンパの流れを促進。むくみを改善します。

① 足を軽く開いて立つ。
② イスの背を支えにしてかかとをできるだけ高く上げ、10秒キープしたらかかとを下ろし、床につく前に再びかかとを上げる。
※ 3回行なう
※ 慣れてきたらイスに頼らない方が効果的！

意識する筋肉

腓腹筋

Point
温まるまでもみほぐすのがポイント！

3 もむ
ふくらはぎをまんべんなくもみほぐす

1分

ふくらはぎの側面に両手のひらを当てる。手を互い違いに動かしながら、ふくらはぎを下から上へまんべんなくもみほぐす。反対側も同様に。

4 たたく
ふくらはぎをまんべんなくリズミカルにたたく

1分

手のひらの中央を軽くくぼませ、手を左右交互に動かしながら、ふくらはぎをまんべんなく、リズミカルにたたく。反対側も同様に。

足首

足首は筋肉の疲労がたまりやすく、ここがかたくなると全身の循環が悪くなり、太りやすい状態に。そのため、全身やせにはここ足首のマッサージが不可欠です。全身の代謝アッププラス、"モテ効果"もアップ！

こんな人に特にオススメ！
- ヒールの靴が似合わない
- くるぶしが見えない
- 靴下のあとが残りやすい

脚

1 押す（にぎる）
片手で足首をにぎって押す かたい部分は念入りに

1分

ひざを倒して床に座る。片手で足首をにぎり、手のひらで足首全体をにぎりながら押す。かたい部分は念入りに行なう。反対側も同様に。

2 さする
足首を下から上へ さすり上げる

1分

右手の親指とそのほかの4本の指で、アキレス腱をはさむように当てる。下から上へ足首を交互にさすり上げる。反対側も同様に。

Point
アキレス腱のくぼみに沿ってさすって！

脚のエクササイズ

アキレス腱につながっている腓腹筋を刺激します。

❶ 両腕を肩の高さまで前に上げ、かかとを上げたまま前かがみにならないようにひざを曲げる。
❷ かかとを下ろし、床につく前にかかとを再び上げる。
※ 10回行なう
※ 壁やイスの背に手をついて行なってもOK

意識する筋肉：腓腹筋

Point 手首をやわらかく使って、タオルをしぼるようにもんで！

3 もむ　タオルをしぼるように足首をもみほぐす　1分

両手で足首をつかみ、左右の手を互い違いに動かしながら、タオルをしぼるように足首をもみほぐす。反対側も同様に。

4 たたく　手を左右交互に動かして足首全体をたたく　1分

ひざを倒してあぐらをかき、手のひらの中央を軽くくぼませた両手を足首に当てる。手を左右交互に動かしながら足首を軽くたたく。反対側も同様に。

お尻と太ももの境界部分

ふだんからあまり歩かない人ほど、お尻の筋肉が衰えています。するとお尻がどんどん垂れ、太ももとの境目がないタレ尻に！むくみ、冷えも大敵なので、マッサージでお尻を温めて！

こんな人に特にオススメ！
- ショーツがお肉に食い込んでしまう
- お尻がのっぺりしてたるんでいる
- 太ももの上にお尻がのっかっている

1 押す（にぎる）
ヒップラインを手のひらでにぎって押す

両手のひらを太ももとお尻の境界部分に当てる。両手でお尻のお肉をつかんでは離すをくり返して、ヒップライン全体をにぎりながら押す。

1分

2 さする
お尻を持ち上げるようにさすり上げる

1分

両手のひらを太ももとお尻の境界部分に当てる。垂れたお尻を持ち上げるように、ヒップラインに沿ってお尻の外側を腰までさすり上げる。

Point
上半身を左右に動かしながらさするとやりやすい

お尻

お尻のエクササイズ

ヒップをキュッと持ち上げる大殿筋を鍛えます。お尻と太ももの境界部分に力が入っているのを意識しながら行なってみて。

❶両腕を胸の前で組み、脚をそろえて立つ。
❷左足を後ろにひき、つま先だけ床につけて30〜60秒キープ。
※反対側も同様にして左右各3回行なう。

意識する筋肉 — 大殿筋

3 もむ ヒップラインをつかんでもみほぐす 1分

Point 冷えた部分はもんで温めると効果UP！

両手で片側のお尻のヒップラインをつかむ。つかんだ手を互い違いに動かしながら、ヒップライン全体をもみほぐす。反対側のお尻も同様に。

4 たたく お尻を持ち上げるようにヒップラインをたたく 1分

手のひらの中央を軽くくぼませ、ヒップラインに当てる。お尻のお肉を下から上へ持ち上げるように、ヒップラインをまんべんなくたたく。

お尻のふくらみ部分

キュッと上向きになったお尻が理想的。座ったままの生活が続くと、お尻がぺたんこになり、丸みがなくなってしまいがち。マッサージでプリッとした桃尻を目指しましょう。

■お尻が大きいといわれる
■ズボンがお尻でつっかえる
■似合うかわいいパンツが見つからない

1 押す（にぎる） お尻のふくらみ全体をにぎりながら押す　1分

お尻の中央に両手のひらを当てる。お尻をにぎっては離すようにしながら、お尻のふくらみ全体をまんべんなくにぎりながら押す。

こんな人に特にオススメ！

2 さする ヒップラインに沿ってお尻をさすり上げる　1分

Point 上体を少し前に倒すとさすりやすい！

腰の中央に両手のひらを当て、お尻の中央から下までさすり、次にヒップラインに沿って、お尻の理想的な形を描きながらヒップラインをさすり上げる。

お尻

お尻のエクササイズ

お尻の丸みをつくる中殿筋を中心としたお尻の殿筋群を鍛えれば、キュッと上向きのお尻に。お尻の中央に力を入れるように意識して行なって。

① 両腕を胸の前で組んで立つ。
② 右足を大きく横に出してつま先だけ床につけ、30秒キープ。
※反対側も同様にして左右各3回行なう

意識する筋肉　中殿筋

3 もむ
お尻のふくらみをつかんでもみほぐす

1分

片側のお尻のふくらみを両手のひらでつかむ。お尻をつかんだまま、手を互い違いに動かしながら、お尻の中央へ向かってもみほぐす。反対側も同様に。

4 たたく
お尻の外側から中央をまんべんなくたたく

1分

手のひらの中央を軽くくぼませ、お尻の外側から中央をまんべんなくたたく。お尻の冷えているところやたるんでいる部分は特に念入りに!

Point
下から上に向けてたたいて!

下腹（おへその下）

姿勢が悪い、冷え性、婦人科系のトラブルがある、内臓が下垂している…。下腹が出る原因はさまざまですが、どのタイプもマッサージで下腹の流れをよくして、内臓機能を活性化することで、下腹が引き締まってきます。

こんな人に特にオススメ！
- 家ではゴムのパンツを履いている
- ショーツの上にお肉がのっている
- 下腹とヒップがだいたい同じサイズ

お腹

1 押す（にぎる） お肉をにぎって、離して下腹全体を押す　1分

足を軽く開いて立ち、親指とそのほかの4本の指で下腹のお肉をにぎる。にぎっては離すを繰り返しながら、下腹全体をまんべんなく押す。

Point
つかめるだけお肉をにぎって温めると効果UP！

2 さする 下腹を上から下へさする そけい部をさする　1分

❶両手のひらをへその横にあて、そけい部に向かって下腹を上から下にさする。❷腰に手を当て、外側から中央へそけい部をさする。

お腹のエクササイズ

お腹を縦に走る筋肉、腹直筋の下部を鍛えて下腹を引き締めます。

① ひざを立ててあお向けになり、両手を頭の後ろで組む。
② おへそをのぞきこむように頭を上げて10秒キープしたらゆっくりと下ろし、床につく前に再び起こす。
※3回行なう

意識する筋肉：腹直筋

Point
斜めににぎるのも効果的。下腹全体をまんべんなくもんで！

3 もむ
下腹のお肉をつかんで全体をもみほぐす

1分

下腹を親指とそのほかの4本の指で大きくつかみ、タオルをしぼるように手を交互に動かす。手の位置をずらしながら下腹全体をもみほぐす。

4 たたく
下腹全体を下から上へ持ち上げるようにたたく

1分

手のひらの中央を軽くくぼませ、手を左右交互に動かしながら、下腹全体をまんべんなくたたく。お肉を下から上に持ち上げるようにたたくのがコツ。

わき腹（サイドの肉）

ウエストを中心としたわき腹は、骨がないために太るとすぐにお肉がついてしまいます。でも逆にいえば、やせやすい場所でもあります。1回のマッサージで、1〜2cmのサイズダウンはカンタン！

こんな人に特にオススメ！
- くびれが見つからない
- ビキニ姿は誰にも見せられない
- 以前よりも外にラインが膨らんでいる

1 押す（にぎる）
お肉をにぎって、離してわき腹全体を押す

1分

わき腹のお肉を両手で大きくつかみ、にぎったり、離したりしながら、わき腹全体をにぎり押す。反対のわき腹も同様に。

2 さする
お肉を集めるようにわき腹をさする

1分

右手を左のわき腹に当て、お肉を集めるように右わき腹に向かってさする。左手は右わき腹から左わき腹へ、左右交互に手を動かしながらさする。

Point
上半身を大きく左右に動かすとさらにシェイプアップ効果が！

お腹

お腹のエクササイズ

くびれをつくる外腹斜筋を鍛えれば、わき腹のお肉は落としやすくなります。

❶ ひざを立ててあお向けになり、両手を頭の後ろで組んで頭を持ち上げる。
❷ 立てたひざを右に倒し、床につく直前で10〜30秒キープ。
※ 反対側も同様にして左右各3回行なう

意識する筋肉

外腹斜筋

Point 手のひら全体で大きくお肉をつかんで！

3 わき腹のお肉をつかみもみほぐす
（もむ／1分）

両手の親指とそのほかの4本の指でわき腹のお肉を大きくつかむ。そのまま左右の手を交互に動かしてお肉をもみほぐす。反対側も同様に。

4 わき腹全体をリズミカルにたたく
（たたく／1分）

手のひら中央を軽くくぼませ、手を左右交互に持ち上げるようにしながら、わき腹全体をリズミカルにたたく。反対側も同様に。

上腹（肋骨〜胃）

食べすぎで太った人に、お肉がつきやすいのが上腹。でも、ここのお肉はマッサージで持ち上げることによって、アンダーバストをスリムにするイメージでマッサージを。ハリのあるバストにだって変身可能！

こんな人に特にオススメ！
- ■ バストよりもお腹が前にせり出している
- ■ 肋骨の下にくぼみがない
- ■ ビール腹になってきた

1 押す（にぎる）
上腹のお肉をつかんで圧を加えながら押す　1分

手のひらで肋骨の下からへそまで、とくに胃の周辺にある上腹のお肉を大きくつかみ、にぎって圧を加えながら押す。

Point
できるだけ大きくつかんで、温めるように！

2 さする
親指以外の4本の指でお腹の前面をさする　1分

みぞおちのあたりに両手の親指以外の4本の指を当てる。その位置から肋骨に沿ってわき腹まで、左右交互にさする。

お腹

お腹のエクササイズ

上腹をスッキリさせる腹直筋の上部を鍛えます。

❶あお向けになり、両腕は手のひらを下にして体の横に。
❷脚をそろえたまま60度を目安に脚を上げ、10〜30秒キープしたらゆっくりと下ろし、床につく前に再び上げる。
※3回行なう

3 （もむ）上腹のお肉をつかんでもみほぐす

1分

親指とそのほかの4本の指で、上腹のお肉をつかみ、手を交互に動かしながらお肉をもみほぐす。手の位置をずらして、まんべんなく行なう。

Point 指の腹を使ってやさしくつかむのがポイント！

4 （たたく）上腹全体をリズミカルにたたく

1分

手のひらの中央を軽くくぼませ、手を左右交互に持ち上げるようにしながら、上腹全体をリズミカルにたたく。手首をやわらかく使うと、たたきやすい。

✤ 時間があるときに ✤

さらに効果を高める
下半身集中プログラム

顔の割に足が太い、上半身と下半身がアンバランス、など
下半身全般の悩みには下半身のトータルケアで、ボディバランスを改善！
下半身全体のケアにより、気になる部位の痩身効果もアップ。

腹部リンパ節
おへそのまわりにあるリンパ節。胃や腸の周辺にもリンパ節が点在しているため、消化不良や便秘等の症状と関連。お腹に弾力がありやわらかい状態が滞りがない健康なからだ。

そけいリンパ
足の付け根にあるリンパ節。足からのリンパを浄化する大切なポイント。リンパ節が密集しているため、滞ると足のだるさや、足のむくみ、下半身太り、婦人科疾患の原因に。

膝窩リンパ節（しっか）
ひざの裏にあるリンパ節。足先から太ももへと向かうリンパの通過地点で、老廃物をろ過する場所。滞ると足先の冷えや、足指＆ふくらはぎまわりのむくみの原因に。

マッサージの順番

1 足裏
▼
2 足の甲・指
▼
3 ふくらはぎ
▼
4 太もも
▼
5 足の外側
▼
6 お腹
▼
7 下腹部
▼
8 お尻

Step 1 足裏 　左右で1分

① 足の裏を押す
両手の親指を重ねて、体重をかけて押す。5秒かけておし、5秒止めて5秒かけて戻す。

② 足裏全体をさする
足の指の付け根からかかとへ向かって両手の親指で足裏全体を交互にさすっていく。

Step 2 足の甲・指 　左右で1分

① 足の甲をさする
指と指の間を、指の付け根から足首まで親指でさする。

② 指をもむ
親指と人差し指で足指をつまみ、指先から付け根に向かってもんでいく。

---

② 部位別 ｜ 脚 ｜ お尻 ｜ お腹 ｜ 腕 ｜ 背中 ｜ 首・顔 ｜ 下半身集中プログラム ｜ 上半身集中プログラム

Step 3 ふくらはぎ

左右で1分

ふくらはぎをさする
両手のひらをふくらはぎにしっかりとあて、足首からひざ裏まで左右の手で交互にさすり上げる。

ひざ裏を押す
4本の指をひざ裏にあて、5秒かけて押し、5秒止めて5秒かけて戻す。

Step 4 太もも

左右で1分

太ももをさする
両手のひらを太ももの内側にあて、ひざからそけいリンパ節まで左右の手で交互にさすり上げる。

足の付け根を押す
両手を重ねて足の付け根を押す。

Step 5 足の外側

<small>左右で1分</small>

① ふくらはぎの外側をさする

ひざ下の外側を、足首からひざまで左右の手で交互にさすり上げる。

② 太ももの外側をさする

太ももの外側をひざから股関節まで左右の手のひらでさすり上げる。

[1分] Step **6**

お腹

腹部を押す

へその下に両手を重ねてゆっくりおしていく。5秒かけて押し、5秒かけてもどす。

からだの中心とおへそまわりをさする

❶ みぞおちから恥骨まで手のひらで交互にさすり下ろす。

❷ 手を交互に動かしておへそのまわりを右から左へと円を描くようにさする。

1分 Step 7 下腹部

① 足のつけ根をさする
4本の指で足の付け根を外側から内側へさする。

② 下腹部をたたく
手のひらを軽くくぼませてパコパコと音がするように下腹部全体をたたく。

1分 Step 8 お尻

① 骨盤を押す
背骨の下にある骨（仙骨）の上を手のひらで下に向かって押していく。

② ヒップラインをさする
からだを左右に動かしながらヒップラインを内側から外側へさする。

二の腕（内側）

手を上げると垂れ下がった振袖のような腕になっていたら、ビックリ！腕の内側は意識して運動をしないと、セルライトがつきやすい場所なのです。マッサージとともに、内部燃焼ポーズで筋肉を引き締めて！

こんな人に特にオススメ！
- 気づくと二の腕が揺れている
- たるんでいる部分が大きくつかめる
- 半袖シャツの袖口からお肉がはみ出している

腕

1 押す（にぎる） 二の腕の内側をにぎって押す　1分

右ひじを曲げて上に上げる。左手のひらを二の腕の内側に当て、ひじからわきの下まで、腕の内側のお肉をにぎりながら押す。反対側も同様に。

2 さする 腕の内側をわきの下に向かってさする　1分

右腕を上に上げ、左手のひらを手首に当てる。そこから、わきの下のリンパ節に向かって、手のひらで腕の内側をさする。反対側も同様に。

Point　わきの下までしっかりさすり下ろすのがポイント！

腕のエクササイズ

腕のたるみを引き締める上腕三頭筋を刺激します。

① 左足を後ろにひいて右足に体重をのせ、右手は右太ももの上に。
② 左手の手のひらを下に向けて腕を後ろにひき、10〜30秒キープしたら、ひじを曲げたり伸ばしたりを10回行なう。
※反対側も同様にして左右各10回行なう

意識する筋肉

上腕三頭筋

3 もむ ひじ上からわきまでもみほぐす

1分

左手の親指とそのほかの4本の指で右腕の内側をつかみ、手の位置を少しずつずらしながら、ひじ上からわきまでもみほぐす。反対側も同様に。

Point 少しねじるような意識でお肉をもんで！

4 たたく 腕の内側をまんべんなくたたく

1分

左手のひらの中央を軽くくぼませ、ひじを曲げて上に上げた右腕の内側をリズミカルにまんべんなくたたく。反対側も同様に。

二の腕（外側）

昔ついた筋肉が落ちないままかたくなってしまったのが、二の腕外側の盛り上がり。まずは、マッサージでかたさをやわらかくすることが、"ほっそり二の腕"の第一歩です。

こんな人に特にオススメ！
- ノースリーブが似合わない
- 肩幅が広く見える
- たくましいねとよくいわれる

1 押す（にぎる） 腕の外側を手のひらでにぎって押す 〈1分〉

二の腕の外側に反対側の手のひらを当て、手のひら全体で二の腕の外側をにぎるように押していく。かたい部分は念入りに行なって。反対側も同様に。

2 さする ひじの上から肩先まで二の腕の外側をさする 〈1分〉

ひじの上に反対側の手のひらを当てる。ひじ上から肩まで、二の腕の外側に手のひらを密着させたままさすり上げる。反対側も同様に。

Point
手をやわらかく使って、しっかり肌に密着させて！

腕

腕のエクササイズ

二の腕と肩をつなぐ三角筋を刺激して、二の腕の外側を引き締めます。

① 肩幅に足を開いて立ち、右ひじを曲げて肩の高さまで上げ、10～30秒キープ。
② 右ひじをのばしたり、曲げたりを10回行なう。
※反対側も同様にして左右各10回行なう

意識する筋肉：三角筋

3 もむ 手のひら全体で二の腕をもみほぐす

ひじの上を反対側の手で大きくつかむ。ひじ上から肩先まで、手のひら全体で二の腕の外側をつかみながら、もみほぐす。反対側も同様に。

1分

Point 気持ちいい程度の強さでもむのがポイント！

4 たたく 二の腕の外側をリズミカルにたたく

片手の手のひらの中央を軽くくぼませ、反対側の二の腕の外側を、リズミカルにまんべんなくたたく。かたい部分は念入りに！反対側も同様に。

1分

背中の肉

同じ姿勢を長く続けて背中の筋肉を動かさないために、こりで背中が盛り上がって猫背になっている人も。背中のリンパの流れをよくして、こりをほぐすのが、背中やせの近道です。

こんな人に特にオススメ！
- ブラがくい込んでいる
- 肩甲骨が見えない
- 背中が盛り上がっている

1 押す（にぎる） 背中をまんべんなくにぎって押す　1分

両手の親指とそのほかの4本の指で、背中のお肉をにぎって押す。手の届く範囲をまんべんなくにぎっては押し、離すの動作を繰り返して。

2 さする 背中を手のひらでまんべんなくさする　1分

左手は右から左へ、右手は左から右へ、手を左右交互に動かしながら、手のひらで背中をさする。手の位置を少しずつずらしながら、まんべんなくさする。

Point
上半身をねじりながらさすると行ないやすい！

背中

背中のエクササイズ

肩から背中をつなぐ大きな筋肉、僧帽筋を鍛えます。余分なお肉がついていない、スッキリとした背中をめざしましょう。

❶ 肩幅に足を開いて立ち、両ひじを曲げて肩の高さまで上げ、胸を開く。
❷ 肩甲骨を寄せるようにひじを後ろにひいて10秒キープ。
※10回行なう

意識する筋肉 — 僧帽筋

Point かたくなっていたら念入りにもみほぐして!

3 もむ 背中のお肉をつかみ、もみほぐす

1分 腰をひねって、両手の親指とそのほかの4本の指で背中のお肉をつかみ、手を交互に動かしてもみほぐす。手の位置をずらしながらもむ。

4 たたく 手の届く範囲で背中をたたく

1分 少し前かがみになり、手のひらの中央を軽くくぼませて両手で交互に、背中をリズミカルにたたく。手の届く範囲をまんべんなくたたいて。

首

首に脂肪がついている人はほとんどいません。それなのに首が太く見えるのは、こりが原因。首のこりを取り除くと、顔もすっきり見え、全身の代謝がよくなるので、美肌につながります！

こんな人に特にオススメ！
- 首に深いしわがあってとれない
- しわがついていてとれない
- 髪型をショートカットにできない

顔と首

1 押す（にぎる）
耳の下から鎖骨まで首すじを押す

1分

親指以外の4本の指を反対側の首すじに当て、耳の下から鎖骨へ、手の位置をずらしながら首すじを押す。首を傾けるとやりやすい。反対側も同様に。

Point
少し首を傾けてやさしく押していって！

2 さする
両手を密着させて首の前面をさする

1分

首の前面に両手のひらを当てる。手を左右交互に動かし、手のひらを密着させたまま、あごの下から鎖骨中央に向かって首の前面をさする。

顔と首のエクササイズ

首からデコルテにつながっている胸鎖乳突筋を鍛えて、首のラインを美しくします。

- あごを斜め右上に上げて10秒キープ。
- ※ 反対側も同様にして左右各3回行なう

意識する筋肉：胸鎖乳突筋

Point 軽く上を向いてもむと行ないやすい！

3 もむ　首すじを押しながらもむ　1分

軽くあごを上げ、片手の親指とそのほかの4本の指で軽く首をつかむ。親指を支えにして4本の指で首すじを押しながらもみほぐす。反対側も同様に。

4 たたく　首の前面をまんべんなくたたく　1分

あごを上げ、あごの下から首の前面を両手の親指以外の4本の指で軽くたたく。手を左右交互に動かしながら、リズミカルにたたくのがポイント。

フェイスライン

顔が大きく見えるのは、水分がたまってむくんでいるから。そこで、顔のリンパの流れをよくして、余分な水分や老廃物をデトックス。たるみのないすっきり引き締まったフェイスラインをつくります！

こんな人に特にオススメ！
- 首とあごの境目がわかりにくい
- 2重あごだといわれる
- あごの肉が笑うとゆれる

1 押す（にぎる）
両手の4本の指でフェイスラインを押す　1分

両手の親指以外4本の指先をあごに当てる。耳の下の耳下腺リンパ節に向かって、指の位置を少しずつずらしながら、フェイスラインを押す。

Point 顔を前に傾けるようにして押すと効果的！

2 さする
耳下腺リンパ節に向かってフェイスラインをさする

親指以外の4本の指をあごに当て、あごの下から耳の下にある耳下腺リンパ節に向かって、フェイスラインをさすり上げる。反対側も同様に。　1分

顔と首

顔と首のエクササイズ

あごから首をつなぐ広頚筋を鍛えて、二重あごを予防しましょう。首こりも改善できるポーズです。

① 口を開けたままあごをできるだけ上に向けて10秒キープ。
※ 10回行なう

意識する筋肉
広頚筋

3 もむ
フェイスラインをもみほぐす

1分

両手の親指とひとさし指でフェイスラインをつかむ。手の位置を少しずらしながら、つかむ、離すを繰り返して左右交互にもみほぐす。反対側も同様に。

4 たたく
フェイスラインをやさしくたたく

1分

親指以外の4本の指をフェイスラインに当て、たるみを上にひき上げるようにフェイスラインをまんべんなく、やさしくたたく。反対側も同様に。

Point
下から上へ引き上げるようにたたいて！

✤ 時間があるときに ✤

さらに効果を高める
上半身集中プログラム

上半身には主要リンパ節のほか、大切な血管も通っています。
リンパと血のめぐりをよくする重点ケアで、全身の引き締め効果につなげます。
顔色をよくしたり、肌ツヤをよくする美肌効果も期待できます。

マッサージの順番

1 指・手
▼
2 腕
▼
3 背中
▼
4 鎖骨
▼
5 胸
▼
6 首
▼
7 首側面〜肩
▼
8 顔

頸(けい)部リンパ節
リンパは、頭、顔、首を通り、頸部リンパ節を経て鎖骨リンパ節に向かいます。頸部リンパ節の滞りは、首こり、顔のむくみ、頭痛などの原因に。じっくりケアが肝心です。

鎖骨リンパ節
首やわきを通ったリンパは、鎖骨リンパ節から太いリンパ管へと流れ込みます。鎖骨リンパ節はデコルテや首のラインに関連し、デリケートな場所なので力を入れすぎないのがコツ。

腋窩(えきか)リンパ節
わきの下にあり、腕や胸のリンパが集まる場所。手のむくみや、腕のだるさの改善に関連します。美しいバストラインを保つためや、二の腕の引き締めにも大切なポイント。

Step 1 指・手 （左右で1分）

① 指をにぎる
親指と人差し指で、指を1本ずつつまみ、指先から指のつけ根に向かってにぎっていく。

② 手の甲をさする
親指で指と指の間をさする。力を抜いて手首に向かってさする。

Step 2 腕 （左右で1分）

① わきの下を押す
4本の指でわきの下をにぎるようにおす。5秒かけて押し、5秒かけて戻す。

② 腕の内側をさする
手のひら全体で手首からわきの下までさすり上げる。

③ 腕の外側をさする
手のひらを腕にしっかりと密着させて手首からわきの下までさする。

Step 3
背中

肩をさする
肩の後ろに手をあて、鎖骨に向かってさすり上げる。

背中をさする
肩甲骨の下あたりに手をあて、腰までまっすぐさすり下ろす。

Step 4 鎖骨

左右で1分

鎖骨の上を押す
鎖骨の上に4本の手をあて、肩先から中央に向かってゆっくり押していく。

鎖骨の上下をさする
鎖骨の上下のくぼみを肩先から胸の中心まで4本の指でさする。

鎖骨全体をさする
両手を使って、横に大きくスライドさせながら鎖骨全体を交互にさする。

左右で1分 Step 5 胸

① 胸の上下をさする
上の手は胸の中央からわきへ、下の手はわきから胸の中央に向かってさする。

② 胸の上下をさする
手を交互に使って、体の中心を胸からみぞおちまでさすり下ろす。

1分 Step 6 首

① 耳の下からリンパを流す
4本の指を左右の耳の下にあて、鎖骨までさすり下ろす。

② 首の前面をさする
少し顔を上に上げて、手のひらであごの下から鎖骨に向かって左右の手で交互にさすり下ろす。

左右で1分 Step 7 首側面〜肩

① 首側面を押す
耳の下に手のひらをあて、
頭をあてた手の方に傾ける。
頭の重みを利用して押す。

② 肩をたたく
力を抜いて手のひらをくぼ
ませて、パコパコと音がす
るくらいの強さでたたく。

1分 Step 8 顔

① あごをさする
フェイスラインに沿って
4本の指で、あごから耳
の下までさすり上げる。

② おでこをさする
頭の中央に両手の4本の指をあて、
こめかみにむかってさする。

COLUMN

1日3分のプチ運動で美をキープ
美脚ストレッチ

マッサージだけでも脚やせは可能ですが、
ストレッチも組み合わせると、さらに効果アップ！
マッサージで脂肪と筋肉をほぐした後にするのがもっとも効果的ですが、
仕事や勉強の合間などに行なってもOK。

1

イスに手をついて立ち、イスと反対側の脚を息を吐きながら内側に向かって動かす。脚を戻す時は息を吸いながら戻す。反対側も同様に。

2

両手をイスにつけて、まっすぐ立つ。そのまま息を吐きながら片足を後ろにもちあげていく。息を吸いながら脚を戻す。反対側も同様に。

3

両手は横にひろげて、ひざを立てて仰向けになる。息を吐きながらひざを片側にゆっくり倒す。息を吸いながらゆっくり脚を戻す。反対側も同様に。

Chapter 3

悩み、体質別
経絡リンパマッサージ

不調改善や体調のメンテナンスにも
経絡リンパマッサージが効果を発揮。
女性に多く見られる悩みを選びました。
合わせて、悩みに対応する「ツボ」も紹介します。

便秘で苦しいとき

内臓の不調や冷えによる代謝不良が原因で起こる便秘を改善するマッサージです。足からからだを温めていくことで、胃腸機能を活性化して排泄機能を高めていきます。

こんな人に特にオススメ！
- 常に足が冷えている
- お腹がかたくて弾力がない
- 口臭・体臭が気になる

1 足の外側をさする 〈さする〉

  1分

手のひらを足首にあて、左右の親指で交互に足首から足の付け根まで足の外側をさする。

便秘のツボ

足三里（足の陽明胃経）
【あしさんり】

胃腸機能を高めて排泄力アップ

- **位置** 向こうずねの外側で、ひざの皿の外側で、下角から指3本分下にあるツボ。
- **おし方** 両手の親指を重ねてツボにあて、ゆっくり息を吐きながら押す。残り4本の指は、足を包むように支える。
- **効能** 消化器系の不調を改善し、デトックスを促す。

090

2 <ruby>さする</ruby> お腹をさする

1分

① 手のひらをみぞおちにあて、手を左右交互に動かしながら恥骨までさすり下ろす。
② おへそまわりを右下腹部から円を描くようにさする。

3 <ruby>さする</ruby> お尻をさする

1分

背骨の下にある仙骨（お尻の三角形の骨）にそって手のひらでさする。からだが冷えている人は、温かくなるまで行なう。

Point
仙骨周辺は、女性にとってとくに大切なポイント。冷えに用心して。

③ 症状別 ｜ からだの不調 ｜ 美容のトラブル ｜ 体質別プログラム

お腹のむくみがつらいとき

むくみは水分代謝低下のサイン。滞りやすいお腹まわりを中心にマッサージをして、全身のめぐりを整えていきます。スムーズに排泄できるからだをとり戻せば、気分もスッキリ！

こんな人に特にオススメ！
- そけい部が冷えている
- 汗をあまりかかなくなった
- 夕方になると足がむくむ

1 押す そけい部をおす （1分）

親指以外の4本の指をそけい部にあて、外側から内側に向かって細かく押していく。冷えや痛みのある場所は念入りに。

むくみのツボ　百会（督脈）【ひゃくえ】

気の滞りを解消してむくみスッキリ

- **位置** 眉間から頭のてっぺんに伸ばしたラインと左右の耳の先端を結ぶラインが交わる所。
- **おし方** 両手の人指し指と中指を重ねてツボにあて、息を吐きながらゆっくり押す。
- **効能** 気をめぐらせて、水分が滞りにくいからだに変える。

2 お腹をさする

1分

みぞおちに手のひらをあて、左右交互に手を動かしながらみぞおちからそけい部に向かってお腹全体をさすり下ろす。

3 ろっ骨の下を押す

1分

みぞおちに親指以外の4本の指をあて、ろっ骨に沿いながらみぞおちからわき腹に向かって細かく押していく。

Point
ろっ骨に沿いながら気持ちいいと感じる強さで、細かく押していきます。

タプタプ「水腹」が気になるとき

体外に出るはずの余分な水分がなかなか出にくく溜まっている状態が「水腹」。足からお腹にかけて順にケアすることで、からだの滞りが改善され、デトックスに作用します。

こんな人に特にオススメ！
- 足先が冷えている
- ひざの裏を押すと痛い
- お腹にハリがない

1 さする 足の後ろをさする

1分

両手のひらでふくらはぎを包み、足首から足の付け根まで手を密着させたまま足の裏側をさすり上げる。

水腹のツボ

太渓（足の少陰腎経）
【たいけい】

腎の働きを高めて水はけのよいからだに

- **位置** 内くるぶしとアキレス腱の間のくぼみにあるツボ。
- **おし方** 両手の親指を重ねてツボにあて、息を吐きながらゆっくり押す。
- **効能** 水分と関係の深い経絡の働きを高め、水はけのいいからだに変える。

2 押す 足の裏を押す

1分

両手の親指を足の裏にあて、足の裏全体をまんべんなくおす。冷えや痛みのある部分は念入りに行なう。

Point
冷えや痛いと感じるポイントは少し強めの力で念入りに押していって。

胸の下から恥骨まで、からだの中心を親指以外の4本の指で細かくおしていく。次に、手のひらを交互に動かし同じラインをさすり下ろす。

3 押す さする お腹を押し、さする

1分

ガスがたまってお腹がパンパンなとき

ガスが出なくてお腹が痛い、お腹がはっているなどの症状は精神的なストレスが原因の場合も。マッサージで内臓の働きを活性化してスッキリボディをとり戻しましょう。

こんな人に特にオススメ！
- 胸がつかえる
- ゲップがよく出る
- イライラしがち

1 さする 胸からお腹をさする　1分

鎖骨の下に手のひらをあて、左右の手を交互に動かしながら、からだの中心線を恥骨までさすり下ろす。

ガス腹のツボ　内関（手の厥陰心包経）
【ないかん】

気の流れをよくしてたまったガスをスッキリ

位置 手首の内側中央からひじの内側中央に向かって指3本分上にあるツボ。

おし方 親指をツボにあて、ゆっくりと押す。残りの4本の指で腕を支える。

効能 気の滞りを改善し、ガスがスムーズに出せるからだに。

2 足をさする （さする） 1分

両手のひらを足首にあて、足を前後から包みこむように手を密着させ、足首から足の付け根までさする。

Point 片手はすね側から、もう一方はふくらはぎ側から脚をサンドするように。

3 お腹をたたく （たたく） 1分

手のひらを軽くくぼませ、お腹全体を上に引き上げるように左右の手を交互に動かし、リズミカルにまんべんなくたたく。

1 お腹を押し、さする

押す さする

1分

みぞおちに親指以外の4本の指をあて、ろっ骨のきわ、胸から恥骨のラインを4本の指でおす。次に、同じラインを手のひらでさする。

胃腸が疲れ気味のとき

胃腸は気温の変化に敏感で季節の変わり目などに疲れやすくなります。胃腸の不調は栄養の吸収や、代謝活動にも影響を与えるため、早めに解決しましょう。

こんな人に特にオススメ！

- とにかくからだがだるい
- 疲れやすくて疲れがとれない
- 気が重く、やる気が出ない

胃腸のツボ

中脘（任脈）
【ちゅうかん】

ツボ刺激で消化をサポート

位置 みぞおちとおへそを結ぶラインのちょうど真ん中にあるツボ。

おし方 親指以外の4本の指をツボにあて、ゆっくりと息を吐きながら押していく。

効能 消化器系の働きを高め、胃腸の疲れを癒す。

2 お腹を横にさする

さする　1分

片方の手を反対側のわき腹にあて、手をお腹を大きく横にさする。手を左右交互に動かしからだを大きくひねるようにしながら行なう。

Point
手を左右交互に動かしてお腹をひねっていくようなイメージで。

3 足を両手でさする

さする　1分

両手のひらを足首にあて、左右からはさみこむように足首から足の付け根までさすり上げる。

膨満感で苦しいとき

消化不良で食べ物が胃で停滞していたり、ガスがたまっていたりすることで起こる膨満感。改善には、弱った胃腸機能に働きかけるお腹全体のマッサージが効果的です。

こんな人に特にオススメ！
- 食べるともたれる
- のぼせや頭痛がある
- 足が冷える

1 押す さする
みぞおちとそけい部を押し、さする
1分

親指以外の4本の指をみぞおちにあて、ろっ骨に沿ってわき腹まで押し、同じラインをさする。次にビキニラインに沿って足の付け根を押し、さする。

膨満感のツボ

太衝（足の厥陰肝経）
【たいしょう】

気を流してパンパンお腹をスッキリ

位置 足の人指し指と親指の間を足首側にさすり上げ、最も高くなる所の少し前にあるツボ。

おし方 両手の親指を重ねてツボにあて、ゆっくりと押していく。

効能 張り感のあるお腹の気の滞りを改善させる。

2 お腹を押し、さする

押す / さする

親指以外の4本の指をみぞおちにあて、恥骨まで細かく押し、同じラインをさする。次に足の付け根のラインを4本の指でさする。

1分

3 足の甲をさする

さする

足の指と指の間を、指の付け根から足首の方に向かって手の親指でさする。冷えが強い場合は念入りに行なう。

1分

Point
足指の骨と骨の間のくぼんでいる部分をていねいにさすっていきます。

つらいこりを和らげる

肩こりや首こりに効果的なケア。頭をクリアにしたいときや、気分が落ち込みがちなときにもおすすめです。

こんな人に特にオススメ!
- パソコン作業が続いた
- 頭が重く感じる
- 気分が落ち込んでいる

1 押す さする わきの下を押し、腕をさする 〈1分〉

Point 腕の内側を走る3つの経絡（肺経、心包経、心経）を意識しながら行なって。

わきの下に親指以外の4本の指をあて、ゆっくりにぎるように押す。次に、腕を手首から脇まで親指以外の4本の指でさり上げる。反対側も同様に。

こり・くすみを改善するツボ

血海（足の太陰脾経）
【けっかい】

血の流れをよくして肌色を明るく

- **位置** ひざの皿の両わきから指3本分上にあるツボ。
- **おし方** 両手の親指を重ねツボにあて、ていねいに押していく。
- **効能** 滞りを改善し血のめぐりをよくする。

102

2 鎖骨の下をさする

さする　1分

胸の骨に反対の手の親指以外の4本の指をあて、鎖骨の下を内側からわきまでやさしくさする。反対側も同様に。

Point
力は入れ過ぎず、手をやさしく密着させ、手の重みでさするようにして。

3 鎖骨のくぼみをさする

さする　1分

肩先に反対の手の親指以外の4本の指をあて、肩先から内側に向かって鎖骨の上をさする。反対側も同様に。

冷えたからだを温める

冷えは女性の大敵。からだを温めて全身のめぐりがよくなると、頭痛や肩こりなどの不調も改善されます。

こんな人に特にオススメ!
- 手足が冷たい
- 食欲がわかない
- PMSがつらい

1 足の甲の指の間を押し、足の指をにぎる

押す / にぎる / 1分

両手の親指を足の甲の指の間にあて、位置をずらしながら押していく。次に、手の人指し指と親指ですべての足の指をにぎっていく。反対側も同様に。

Point
冷え切った足先からアプローチ。指先から付け根に向かって、ゆっくり1本ずつにぎって。

冷え・たるみを改善するツボ

気海（任脈経）
【きかい】

下腹に気を集めて体質改善

位置 からだの正中線上、おへそから指2本分下にあるツボ。

おし方 両手の親指以外の4本の指をツボにあて、息を吐きながらゆっくりと押していく。

効能 下腹部の気を充実させる。

2 足の内側を親指でさする

さする 　**1分**

向こうずねの内側に親指をあて、向こうずねの骨に沿って左右の手を交互に動かし足首から足の付け根まで足の内側をさすり上げる。反対側も同様に。

Point
足の内側を通る経絡「脾経」を意識しながら、そけいリンパ節に向かってさすります。

3 お腹を上から下にさする

さする 　**1分**

手のひらをみぞおちあたりにあて、左右の手を交互に動かしながら上から下へ向かってお腹が温まるようにさすり下ろす。

ぽっこりお腹をスッキリさせる

水分代謝を促進し、気になるお腹の"ポッコリ"をスッキリ改善&水の滞りにくいからだに！

こんな人に特にオススメ！
- 手足がむくんでいる
- 汗をかく機会が少ない
- 便秘がち

1 さする 足の裏側をさすり下ろす　1分

あお向けに寝た状態で片足を上げ、足首に手のひらをあて、左右の手を交互に動かしながら足の後ろ側を足の付け根までさすり下ろす。反対側も同様に。

Point
手のひらをぴったり密着させて行なって。力強く握り過ぎるのはNG。

むくみ・水太りを改善するツボ

三陰交（足の太陰脾経）
【さんいんこう】

余分な水分をためないからだに

- **位置** 内くるぶしから指4本分上で、すねの内側の骨のきわにあるツボ。
- **おし方** 親指を重ねてツボにあて、ていねいに押していく。
- **効能** 水分代謝を高めて水はけのいいからだになる。

2 押す 腹部の中心を押す

1分

親指以外の4本の指をみぞおちあたりにあて、恥骨に向かって少しずつ下に場所をずらしながらゆっくり押していく。

3 さする 足をつかむようにもむ

1分

足をつかむようにして雑巾をしぼるようなイメージで左右の手を動かしながら足全体をもんでいく。反対側も同様に。

肌色がどんより暗いとき

気血の流れが滞ると肌の色がくすんでどんより暗い印象になってしまいます。経絡の流れを改善して新陳代謝をアップさせるマッサージでツヤのある美肌に変わりましょう。

こんな人に特にオススメ！
- 肌が乾燥しやすい
- 腰まわりが冷える
- 気分が落ち込みがち

1 さする 背中をさする　〈1分〉

背中に両手のひらをあて、肩甲骨の下からお尻に向かって手を密着させたままさすり下ろす。

美肌のツボ

関元（任脈）
【かんげん】

血と気のめぐりをよくして健康的な顔色に

- **位置** おへそと恥骨のちょうど真ん中にあるツボ。
- **おし方** 手のひらをツボにあて、温めるようなイメージでゆっくり押していく。
- **効能** からだに気を充実させ、血色のいい肌に。

2 さする
お腹をさする

右下腹に両手を重ね、おへそを中心に円を描くように時計回りにさする。温かくなるまで行なうと効果的。

1分

Point
腕を45度くらいまで上げて、わきの下までしっかりさすっていって。

3 さする
腕をさする

手首に手のひらをあて、手首からわきの下まで腕の内側をさする。腕を上げながら行なうと効果的。反対側も同様に。

1分

目の下のクマが気になるとき

目の下のクマは血の滞りが主な原因。同時にお腹まわりが冷えていたり、肌の色がくすんでいたりすることも。血のめぐりをスムーズにして、顔の印象を明るくチェンジしましょう。

こんな人に特にオススメ！
- お腹全体が冷えている
- 目がショボショボする
- 顔にハリツヤがない

1 さする 目のまわりをさする 〔1分〕

目頭に親指以外の4本の指をあて、目頭からこめかみに向かって目の上と下をさする。

クマのツボ 承泣（足の陽明胃経）【しょうきゅう】

血のめぐりをよくしてクマを改善

位置 目の下の骨のきわ中央で、黒目の真下にあるツボ。

おし方 中指をツボにあて、人指し指を添えて、息を吐きながらゆっくりと押す。

効能 目の周囲の血行をよくする。

2 足をさする さする 1分

親指以外の4本の指を足首にあて、手のひらを交互に動かしながら足の内側をひざまでさする。次にあぐらをかくように座り、内ももを足の付け根までさする。反対側も同様に。

3 そけい部とお腹をさする さする 1分

ひざを立ててあお向けになり、親指以外の4本の指で足の付け根を外側から内側にさする。次にお腹をみぞおちから恥骨に向かってさすり下ろす。

1 首をさする

さする

<small>1分</small>

首の前面に手のひらをあて、手を左右交互に動かしながら、あごの下から鎖骨に向かって手を密着させたまま首の前面をさすり下ろす。

肌全体のくすみが気になるとき

肌のくすみは全身の気が不足し、内臓の機能が低下しているサイン。ツボ刺激で気を補いながら流れを整えることで、ハリツヤのある美肌に導きます。

こんな人に特にオススメ！

- ■肌がざらつく
- ■胃がムカムカする
- ■なかなか行動できない

くすみのツボ

腎兪（足の太陽膀胱経）
【じんゆ】

肌のツヤと透明感をアップ

- **位置** おへその真裏にある背骨から指2本分外側にあるツボ。
- **おし方** 親指をツボにあて、手でからだを支えながら上体を後ろにゆっくり傾けて、からだの重みで押す。
- **効能** 全身を元気にし、美肌に導く。

2 顔をさする

さする

1分

両手の親指以外の4本の指で、あごから耳の下、小鼻の横からこめかみ、おでこの中央からこめかみに向かってさする。

3 腕をさする

さする

1分

親指が腕の内側にくるように手首をつかみ、手首からわきの下に向かって腕の真ん中のラインをさすり上げる。反対側も同様に。

Point
腕の真ん中のラインをさすって、一気にわきの下まで流していきます。

口臭や体臭が気になるとき

消化機能の低下により食べ物が消化しきれず胃に残っていたり、体の外に出るはずの老廃物が体内で滞っていると、口臭や体臭になってあらわれます。改善には血液とリンパの流れをスムーズにして代謝を高めるマッサージを。

こんな人に特にオススメ！
- ■便秘しがち
- ■吹き出物が多い
- ■ストレスを溜めやすい

1 お腹をさすり、押す

さする　押す　　**1分**

みぞおちに手のひらをあて、手を左右交互に動かしながら恥骨に向かってさすり下ろす。次に同じラインを親指以外の4本の指で押す。

臭い消しのツボ

衝門（足の太陰脾経）
【しょうもん】

からだの排泄機能を高める

位置　太ももの付け根中央あたりで、動脈が拍動しているところにあるツボ。

おし方　親指以外の4本の指をツボにあて、ゆっくり息を吐きながら押していく。

効能　足の血流をよくし、からだ全体を温め、たまった老廃物を排泄しやすいからだに改善する。

2 背中をさする

さする

1分

両手の親指以外の4本の指で、あごから耳の下、小鼻の横からこめかみ、おでこの中央からこめかみに向かってさする。

3 足をさする

さする

1分

アキレス腱に手のひらをあて、手を左右交互に動かしながら足首からひざの後ろまでさすり上げる。反対側も同様に。

Point
足首からふくらはぎ、ひざ裏のくぼんでいるところまでさすり上げて。

東洋医学のアプローチで診断
体質別プログラム

自分の体質タイプをセルフチェック。
体質タイプに合わせたケアを行なう特別プログラムを紹介します。

知っておきたい東洋医学のキーワード
陰陽五行説（いんようごぎょうせつ）

東洋医学の基本的な考え方に陰陽五行説というものがあります。

この陰陽五行説とは、自然界の事柄をすべて2つに分ける「陰陽説」と、5つに分ける「五行説」の考え方を組み合わせたもの。陰陽説では、自然界のすべての事柄を陰と陽の2つに分類して考えますが、陰と陽はお互いにバランスをとりながら存在し、シーソーのようにどちらか一方が盛んになると、一方が弱くなると考えます。そして東洋医学における健康体とは、陰陽のバランスがとれていてどちらかに偏っていない、安定した状態のことをいいます。

一方、五行説とは自然界の事柄を「木・火・土・金・水」の5つに分類し、当てはめるというものです。これに対応して人のからだも「肝・心・脾・肺・腎」の五臓に分けられ、それぞれに性質が異なります。また、木は火の燃料となり、火で燃やしたものの灰は土の栄養になり、土からは金属が生まれるというように、「木・火・土・金・水」の中でもそれぞれ密接に関係しあっていて、これを相生関係とい

五行相関図

→ 促進にはたらく
‑‑→ 抑制にはたらく

木　肝　気を全身に循環させる。
火　心　血をめぐらせ、からだを温める。
土　脾　食べものを気血水に変えて全身に送り出す。
金　肺　気血を浄化して下に下ろす。
水　腎　水分の代謝をつかさどる。

います。五臓の中でも同じように相生関係があり、「肝」の機能がよくなれば、「心」の働きもよくなり、さらには「脾」にもよい影響を与えるというようなことが起こります。

このように東洋医学の考え方では、五臓も単体で働くのではなく、それぞれの臓腑が深く関係しあっているとされています。

陰陽のバランス

陰陽は夜と昼、月と太陽、女性と男性というように対立する2つの事柄が調和してこそ正常が保たれるという考え方。黒い部分が陰で白い部分が陽をあらわす。

東洋医学のアプローチで診断
体質別プログラム

知っておきたい東洋医学のキーワード

気血水(きけつすい)

東洋医学の考え方のひとつ、経絡はからだのエネルギーの通り道と考えられていて、何らかの原因でエネルギーがうまく流れないと、からだの不調につながるとされています。

経絡を通るエネルギーには、気血水というのがあり、それぞれ大切な役割を果たしています。

「気(き)」とは人の生命活動に必要なエネルギーそのもので、内臓を働かせたり、からだの温度を保ったり、からだに悪いものが入らないように保護したりとさまざまな役割を担っています。

「血(けつ)」とは、からだを流れる赤い液体であり、現代医学で指す血液に近いものと考えられています。血の作用として、栄養をからだ中に届けるという大事な働きがあります。とくに筋肉に栄養を届けるのは重要な役目で、血が不足したり流れが滞ると筋肉が疲れたり、こりが生じたりします。

また、「水(すい)」とは、体内の水分の総称で、からだを冷ましたり、潤したり、血の成分になるものと考えられています。この水

118

気血水

気血水3つのバランスが整っていることで不調のない美しいからだになる。

　気血水の3つが過不足なくからだの中でめぐっている状態が健康ということなのですが、人にはそれぞれ、気に影響されやすい人、血に影響されやすい人、水に影響されやすい人などがいて、それはその人が持つ「体質」をあらわしています。自分の体質をよく知ったうえでそれをカバーするようなマッサージを行なうことで、ダイエットも成功しやすく不調も改善しやすいのです。

　現代の生活では長時間のパソコン作業や人間関係でのストレス、睡眠不足など、気血水の流れが悪くなる要因がたくさんあるため、普段の生活のなかで自分のからだを意識してケアすることはとても大切です。120ページの「体質自己診断チェック」で自分がどのタイプの体質かを診断し、それに合わせたセルフケアもとり入れていきましょう。

　の滞りによってむくみなどが起こり、水の足りていない場所では乾燥が起こります。

気血水体質自己診断チェック

あなたはどの体質?

気血水の変調で起こる症状をピックアップしました。
自分があてはまるものをチェックしてみましょう。

気の症状　　　　　　　　　合計　□コ

気の滞りで起こる
- ☐ イライラしやすい
- ☐ お腹にガスがたまってはることが多い
- ☐ ゆううつ感がある
- ☐ よくため息を吐く
- ☐ おなら・ゲップがよく出る

気の不足で起こる
- ☐ いつも疲れている
- ☐ 息切れしやすい
- ☐ 声に力がなく、ボソボソしゃべるほう
- ☐ 胃下垂、または胃腸が弱い
- ☐ 何もしていないのに汗が出る

血の症状　　　　　　　　　合計　□コ

血の滞りで起こる
- ☐ 首や肩のこりがひどい
- ☐ 唇や舌が紫色
- ☐ 目の下にクマができやすい
- ☐ 肌のシミ、くすみ、そばかすが気になる
- ☐ 月経血にかたまりや出やすい

血の不足で起こる
- ☐ 舌の色が白っぽい
- ☐ 貧血ぎみで、めまいがよくする
- ☐ 顔色が悪い
- ☐ 爪の変形がある
- ☐ 生理が遅れがちで、経血量が少なめ

水の症状　　　　　　　　　合計　□コ

水の滞りで起こる
- ☐ 顔や手足がむくみやすい
- ☐ お腹をゆらすとピチャピチャ音がする
- ☐ 夏が苦手
- ☐ 下痢をしがち
- ☐ たんがからみやすい

水の不足で起こる
- ☐ 肌や髪が乾燥しがち
- ☐ 口やのどが渇く
- ☐ 汗をかきにくい
- ☐ 肌がザラついている
- ☐ 便秘しやすい

結果　チェックが多い項目があなたの体質になります。2つ以上あった場合は、どちらの要素も持っているということ。次に紹介する体質別解説を読んで、より自分にあてはまるほうのマッサージをとり入れるとよいでしょう。

体質別解説

気体質

見た目
元気がない、赤ら顔、ポッコリお腹、いかり肩

性格
おとなしい、そそっかしい、短気、あまり物事を考えない

体質
お腹がはりやすい、疲れやすい

元気、やる気、短気という言葉があるように「気」は人のエネルギーやパワーのこと。気が不足していたり、うまくめぐっていない人は、些細なことで落ち込んだりイライラしたりする傾向があります。精神的に疲れやすく、ストレスをためこみやすい性格なので、こまめに発散することが大切。リラックスできる時間を意識してつくり、心の疲れをほぐしてあげましょう。

血体質

見た目
細めで血色が悪い、顔が青白い、肌がくすんでいる

性格
怒りっぽい、落ち込みやすい

体質
肩がこりやすい、月経困難、押されて痛い場所が多い

血体質の人は、血の流れが悪くなりがちで全身を循環しにくく、その量も不足気味。血が悪いと、食べ物で摂取した栄養を必要な場所に運べないため、さまざまな不調があらわれやすくなります。また心臓から遠い手足に十分な血が行き届かないために冷えやすい傾向があります。首元や足を冷やさない温かい格好を心がけ、栄養のある食事をとるようにしましょう。

水体質

見た目
顔が大きい、肌がカサカサしている、肌荒れ傾向

性格
おっとりしている、優柔不断

体質
手足がむくむ、食べ物が飲み込みづらい、ベタベタした汗をかく

東洋医学でいう水は、体内の水分の総称で体液全般をさします。水体質の問題を抱えやすい人は、余分な水分を体外に排泄しにくいため、むくみやすく、水太りの傾向にあります。湿度が高い梅雨時期に体調が崩れやすく、睡眠不足を抱えがちなのもこのタイプの特徴。日々のマッサージや入浴でデトックスを習慣づけること、質のよい眠りをとることが大切です。

気

体質のあなたは……冷え・たるみが気になるタイプ

気をめぐらせて、活気あふれるからだに

「気」の機能が低下しやすい気体質のあなたは、冷えやたるみのトラブルを抱えやすいタイプです。気には、体温を保ったり、内臓を正しい位置に維持したり、からだの形をバランスよく整えたりする働きがありますが、その機能が衰えると、冷えやたるみといった症状があらわれます。

気が低下する主な原因は、加齢や過労、栄養の不足などよく、無理なダイエットを行なって、体重は減ったものの、思い描いたメリハリボディどころかたるんだだらしのないからだになってしまったというケースがあります。また、これも気の低下によるもの。不自然なダイエットは冷えの症状が生じやすくなるのも問題です。ここでは、気をからだに充実させて冷えやむくみが起こりにくいからだに変えるためのセルフケアを処方しています。

気体質 マッサージのポイント

腹部
お腹につくセルライトの原因は内臓の冷え。まずは腹部を温めて内臓の冷えを改善し、腹部の代謝を高めていきます。

足裏
気をからだ全体にめぐらせるのにとても大切な足裏。足裏のツボを押して刺激することで、気が充実した元気なからだになります。

足首から太もも
足の内側を流れる気や血（生命エネルギー）の通り道である3つの経絡（陰経）をさすることで、からだ全体の循環をよくします。

（冷え・たるみを改善する経絡リンパマッサージ）

1 親指で足裏をおし、さする

押す さする

1分

あぐらをかくように座り両手の親指を足の裏にあて、指の付け根からかかとまでまんべんなく押し、その後さする。反対側も同様に。

2 肩甲骨から骨盤に向かって背中をさする

さする

1分

できるだけ肩甲骨に近い位置の背骨の両わきに手をあて、そこから骨盤まで手のひらを密着させたまま、左右同時にさすり下ろす。

3 腹部全体を4本の指で押す

押す

1分

親指以外の4本の指でみぞおちの下から下腹部に向かって押していく。また、お腹の中心線から外側にずらしながら腹部全体を押す。

血

体質のあなたは……こり・くすみが気になるタイプ

女性美への近道は血の滞りの改善！

東洋医学では、「血」はからだに栄養を与える働きがあると考えます。とくに筋肉の栄養に深く関係するため、血の滞りは"こり"の原因になります。

肩こりや首こりを軽視する人もいるようですが、それにとどまらず、こりのあるからだは頭が思うように働かなかったり、精神的に落ち込みやすくなったりと、さまざまな悩みを引き起こすこともあります。また、血のめぐりの悪い状態は、顔にその影響が出やすく、血色の悪いどんよりした顔やシミの多い顔になりがち。これでは、魅力的な女性像からはほど遠く、美しい印象を与えるのは難しいでしょう。

ここでは、こりの改善はもちろん、美容面やメンタルにも作用する処方のセルフケアを紹介します。毎日の暮らしにとり入れるだけで、明るく楽しい日々を過ごすことができるでしょう。

血体質 マッサージのポイント

腹部
お腹まわりはツボやリンパ節が密集しているため、全身のめぐりをよくする重要ポイント。手を密着させるようにして、温かいと感じるまでていねいに行なうのがコツ。

太もも
セルライトがつくと落ちにくい部分。足先、ふくらはぎ、太もものリンパをそけい部に流すのがポイント。太ももの内側を走る経絡は血と関係が深いので意識してマッサージを。

足首
心臓から遠く、重力の影響を受ける足は血のめぐりが悪くなりがち。とくに足首の内側には重要な血管や経絡が通っているため、念入りにさすって流れをよくすることが大切。

（こり・くすみを改善する経絡リンパマッサージ）

1 足の内側を両手でゆっくりさする
さする／1分

親指以外の4本の指を足首の内側にあて、左右交互に動かしながら足の内側を付け根までさすり上げる。反対側も同様に。

2 両手のひらでお腹を上から下にさする
さする／1分

おへその少し外側、お腹の両サイドのラインを胸の下からそけい部まで、両手を左右交互に動かしながら手のひらでさする。

3 肩を後ろから前へさすり、肩井（けんせい）のツボを押す
押す／さする／1分

左右交互に手を動かしながら肩を後ろから前にさする。次に肩井のツボを反対の手の親指以外の4本の指で押す。反対側も同様に。

肩井

水

体質のあなたは……むくみ・水太りが気になるタイプ

水の滞りは気血にも大きく影響！

東洋医学における「水」は体内にあるあらゆる水分の総称で、人が生きるうえで必要不可欠なものと考えられています。水の滞りは足や顔のむくみとなってあらわれますが、日本人女性はとくに水体質の人が多いようです。

からだがむくんでいる状態は各所に水分が溜まっているということなので、当然冷えやすくなります。からだが冷えると全身の循環が悪くなってしまうため、さらにむくみに拍車がかかるという悪循環に陥ることも。

からだの冷えは水以外の気血の流れも停滞させてしまうので、また別の不調の引き金にもなりかねません。むくみ対策のマッサージをとり入れて一刻も早く改善しましょう。ちなみに甘い物の食べすぎは水の滞りを悪化させるので、水体質の女性は控えめを心がけたいものです。

水体質 マッサージのポイント

からだの中心
胸からおへそまでの経絡（任脈）にアプローチすることで、からだ全体の代謝を活性化させ、効率よく脂肪を燃焼させます。

足の外側
足の外側と後ろ側を流れる経絡（陽経）をさすることで、代謝のいい美しいからだに変えていきます。

足首の内側
足の内側にある陰経（足の少陰腎経）がポイント。足首から太ももまでをさすり上げることで排泄機能を高め、むくみを改善します。

（むくみ・水太りを改善する経絡リンパマッサージ）

さする

1 足首から太ももの付け根までを親指でさする

1分

足首の内くるぶしに両手の親指をあて、左右交互に手を動かしながら足首から足の付け根までさする。反対側も同様に。

さする **1分**

2 ビキニラインを内側に向かってさする

両手の親指以外の4本の指を腰骨にあて、左右同時に足の付け根をビキニラインに沿って外側から内側にさする。

さする

3 首の側面をやさしくさする

1分

片方の手を反対側の首すじにあて、耳の下から鎖骨までをやさしくさする。反対側も同様に。首を反対側に傾けると行ないやすい。

COLUMN

1日3分のプチ運動で美をキープ
内臓脂肪燃焼エクササイズ

骨盤まわりの筋肉を刺激して、内臓全体を活性化させるエクササイズです。
内臓のまわりについた脂肪を燃焼しながら、全身の代謝を高めます。
内臓脂肪が気になる人は、部分マッサージもプラスしてみて！

1 あお向けになり、手は体の横に。両脚を床から15cmほど上げ、その位置から左右交互に脚を上げ下げしてバタ脚をする。脚は床につけず、上げたままで行なう。

2 あお向けになり、ひざを軽く曲げて両脚を浮かせ、上体を45度くらい起こす。お腹に力を入れたまま、胸の前に伸ばした両手で空気をたたくように、腕を上下に動かす。

3 あお向けになり、両手を頭の後ろで組む。体をひねりながら左側の上体を持ち上げ、同時に右ひざを左ひじに近づけるようにする。反対側も同様にして左右交互に行なう。

Chapter 4

経絡リンパマッサージ お風呂で セルフエステ

血行がよくなるバスタイムは
からだをリセットする絶好のチャンスです。
毎日のバスタイムにぜひ実行を。

小顔になりたい

メイクを落として、リラックスしたら、お顔のマッサージをスタート。むくみとこりをとってスッキリ小顔に！

1 温める 首にシャワーを当てる

10秒

あごを上げたら、40℃程度のシャワーを首の前面に、まんべんなく当てる。

2 さする 首から肩へとさする

1分

左の耳の下に右手を当てる。耳の下から肩先まで、手のひらで首から肩へとさする。反対側の首も同様に。

3 顔を内側から外側へ押す

押す

1分

両手の親指以外の4本の指で、フェイスライン、小鼻の横からこめかみ、おでこの中央からこめかみを内側から外側に向かって押す。

4 手のひらで顔をさする

さする

1分

ステップ3と同じラインを手のひらで、やさしくさする。たるみを持ち上げるようなイメージで行なって。

顔の肌ツヤをよくしたい

老廃物や水分の流れをよくして、お肌のトラブルを取り除きましょう。肌の色、ツヤがよくなり、美肌に変身！

1 温める　シャワーを顔全体に！
10秒

あごを上げて、40℃程度のシャワーを顔全体に、まんべんなく当てる。

2 さする　お腹全体をさする
1分

両手を重ねてお腹の右下に当てる。おへそを中心に円を描くようにお腹全体をさする。

3 さする 手のひらで首をさする

1分

右手を左耳の下に当て、右の鎖骨に向かって首をさする。左手も同様に。左右交互に手を動かし、首をさする。

4 たたく やさしく全体をたたく

1分

顔を指先に預けるように傾け、両手の親指以外の4本の指で、顔全体を持ち上げるようにやさしくたたく。反対側も同様に。

デコルテをすっきりさせたい

ネック＆バストラインの美しさは女性の特権。ここがスッキリすると全身が細く見えます。胸元の開いた服を着る前に、まずはトライ！

1 温める 鎖骨にシャワーを当てる

10秒

鎖骨の中央を中心に、左右の鎖骨全体に40℃程度のシャワーを当てる。

2 押す 手のひらで首すじを押す

1分

左の首すじに左の手のひらを当て、そこに首をのせて頭の重みを利用しながら、首すじを押す。反対側も同様に。

3 鎖骨のくぼみを押す

押す　1分

右手の親指以外の4本の指を左の鎖骨の上に。肩先から鎖骨中央へ鎖骨のくぼみを押す。反対側も同様に。

4 デコルテをさする

さする　1分

左の鎖骨の上に右手のひらを当て、右のわきの下へ向けてさする。左右交互に手を動かしてデコルテをさする。

バストアップしたい

キレイなバストは女度を上げる大切なもの。このマッサージでわきやお腹のお肉もバストに変身。キュッとアップした丸みのある美バストを目指して！

1 温める　バストにシャワーを当てる

10秒

バストの下から、バスト全体にまんべんなく40℃程度のシャワーを当てる。

2 さする　バストの上下をさする

1分

バストの上下に手のひらを当て、上の手は中央からわきへ、下の手はわきから中央へさする。反対側も同様に。

3 バストのまわりをさする

さする

1分

右胸のわきに左の手のひらを当て、バストの丸みに沿って、円を描くようにさする。反対側も同様に。

4 バストを下から上へたたく

たたく

1分

両手のひらの中央を軽くくぼませ、バストを下から上に持ち上げるようにやさしくたたく。反対側も同様に。

ウエストをくびれさせたい

女性らしいボディにはウエストのくびれは不可欠。お肉がつきやすく、逆に落ちやすいので、努力次第で、理想のくびれも思いのまま！

1 温める ウエストにシャワーを！

10秒

おへそを中心としてウエスト部分に、40℃程度のシャワーをまんべんなく当てる。

2 もむ ウエストをつかんでもむ

1分

親指を前にして両手のひらをウエストに当てる。ウエストのお肉をつかんでもみほぐす。

3 ウエストをさする

さする　1分

左手を右わき腹に当て、お肉を中央に寄せるようにさする。左右交互に手を動かして、ウエストをさする。

4 ウエストをたたく

たたく　1分

両手のひらの中央を軽くくぼませ、お肉を下から上へ持ち上げるように、ウエスト全体をたたく。

ジーンズの似合うお尻になりたい

ペタンコ尻じゃジーンズをカッコよくはきこなせません。プリッとした小尻でまわりの視線をくぎづけに！

1 温める お尻全体にシャワーを当てる

10秒

40℃程度のシャワーをお尻に当て、ヒップラインを持ち上げるように下から上にシャワーを当てる。

2 さする 脚の内側外側をさする

1分

脚の内側に両手のひらを当てる。足首からふくらはぎ、太ももの内側をそけい部に向かってさすったら、外側も同様にさする。反対側の脚も同様に。

④ セルフエステ シャワーを使って *プラスαして*

3 さする ヒップラインに沿ってさする

1分

腰の中央に両手の手のひらを当て、ヒップラインに沿って、お尻を持ち上げるようにさする。

4 たたく お尻全体をたたく

1分

両手のひらの中央をくぼませ、お尻を持ち上げるように、まんべんなくたたく。リズミカルにたたくのがコツ。

肌のデコボコをなくしたい

脚の太さは気にしても、肌のケアを忘れていませんか？ デコボコ肌の原因は、毛穴の汚れや肌荒れなど、セルライト以外にもいろいろです。

1 温める
入浴で体を温める

岩塩、海塩などを原料にした入浴剤を入れたお風呂に入浴。体の毒素が排泄されやすくなります。なければ、普通のあら塩でもOK。

美脚に欠かせないもの、それはお風呂！

脂肪は、冷えた所につきやすいもの。脂肪がつきにくく、落ちやすい体にするには、お風呂は欠かせません。温まるとリンパや血液の流れがよくなるので、余分な水分や老廃物の排泄が促され、デトックス効果も！ 38〜40度くらいのぬるめのお湯にゆっくりつかれば、リラックス効果も高まります。

2 さする
ブラシでくるくるとさする

1分

ボディ洗い用ブラシやツボ押しグッズなどを使い、足首から脚のつけ根まで、くるくるとらせんを描きながらさすり上げる。

血のめぐりをよく！

おすすめアイテム

渡辺佳子先生プロデュースのボディブラシ（マーナ）。毛質が柔らかく、肌にほどよい刺激を与えます。軽くて小さなヘッドと握りやすいハンドルも使いやすさの秘密です。

デコボコ

3 脚全体をよくもむ

もむ 1分

両手のひらで脚をつかみ、互い違いの方向に手を動かして、脚全体をよくもみほぐす。

じっくり汗をかく!

4 ジェルを塗ってラップを巻く

プラスα

好みのスリミングジェルを塗ってラップを巻き、10〜15分、リラックスしながら待つ。ジェルは、海藻成分の入ったタラソ系のものがおすすめ。（ただし甲状腺に異常のある方はNG）

5 脚全体をたたく

たたく 1分

ラップを外してジェルを洗い流す。手のひらの中央を軽くくぼませ、脚全体をたたく。

脚の肌質を改善したい

脚がいつも乾燥ぎみ、手触りが悪い……など。肌の悩みは人それぞれですが、新陳代謝をアップさせ、体の内側から元気な肌を目指しましょう!

1 温める
入浴で体を温める

ハーブの入浴剤を入れたお風呂に入る。ハーブは、下の表を参考に自分に合うものを探してみて。香りの好みで選んでもOK。

ハーブの選び方

ハーブは、種類も効能もさまざま。自分の肌質や気分に合わせて選んでみましょう。

乾燥肌……カモミール、ブラックマロウなど
敏感肌……スペアミント、ローズマリーなど
ニキビ・トラブル肌……タイム、ペパーミントなど
リラックスしたい……ラベンダー、ローズなど
日焼けの後……ティートゥリー、レモンバームなど

2 さする
さすりながら洗う　1分

ボディブラシで、脚全体を下から上に向かってらせん状にさすりながらしっかり洗う。ボディブラシは、毛が柔らかく肌にやさしいものを選んで。

汚れをしっかり落とす!

3 お腹をさする

さする

💬 内臓を元気に！

① 両手のひらでおへそを中心に時計回りにさする。
② 左右の手のひらで交互にみぞおち〜下腹部のお腹の中心線を上から下にさする。内臓から整え、肌質がよくなる。

1分

4 ピーリングを行なう

プラスα

スクラブやピーリング効果のあるパックなど、好みのものを使って脚全体のピーリングを行なう。

5 湯上がりに保湿する

プラスα

好みで、保湿効果の高いジェルやクリームを脚全体に塗りこむ。なるべくナチュラルな素材のものを選んで。

脚の色ツヤをアップしたい

なんとなく元気のない肌……。ツヤのない脚や色の悪い脚は、顔だけでなく、脚の肌にも体調が現れるもの。血行が悪いのが原因です。

1 温める 入浴で体を温める

ミルク系の入浴剤を入れたお風呂に入浴する。半身浴で、15〜20分。汗ばむ程度で。

2 さする 脚全体をさする

背中に両手のひらをあて、肩甲骨の下からお尻に向かって手を密着させたままさすり下ろす。

1分

3 腕の内側をさする

さする 1分

片手でもう片方の手首をつかみ、腕の内側の親指側にある経絡に沿ってわきまでさすり上げる。このマッサージで、美肌に関係する経絡を活性化！

内臓を活性化！

4 お腹をさする

さする 1分

お腹全体を、みぞおちから下腹にかけて上から下へマッサージ。両手を交互に動かしてさすり下ろす。

5 湯上がりに保湿する

プラスα

さらにつやが出てくるように、保湿効果が長続きするボディバターやクリームを塗る。オススメはシアバター。

ビューティジュースでお肌つるつる！

新鮮な野菜やフルーツをたっぷり使ったジュースは、自然のサプリメント。美肌に欠かせないビタミンをしっかり補給できます。

にんじん・りんご・バナナの豆乳ジュース

材料 にんじん1/2本、りんご1/4個、バナナ1/2本、豆乳150ml、レモン汁1/4個、ミネラルウォーター 50ml、ハチミツ適量

作り方 にんじん、りんご、バナナは皮をむいてざく切りに。豆乳、ミネラルウォーターと一緒にミキサーにかける。レモン汁やハチミツは好みで。

ディティールをケアしたい

美人の真価は、細部でこそ決まるもの！かかとや足の指まで、あなたの脚は大丈夫？今すぐサンダルになれるよう、脚の悩みはまとめてケアしちゃいましょう！

1 温める　フットバスで足を温める

フットバス（足浴器）もしくは大きめの洗面器の足湯で、足を温める。

手軽で効果絶大！フットバスのすすめ

時間がない、生理中など、全身でお風呂に入れないときは、フットバスがおすすめ。足だけでも温まれば、全身の血行がよくなります。プロセス1のようにお湯を入れた洗面器に足を入れるだけでもかまいませんが、お湯と冷水を組み合わせればさらに効果アップ。

フットバス（足浴）の方法

1. ひざ下まで入る大きめのバケツ2個と、バスタオルを用意。
2. 1つのバケツに38～40度のお湯、もう1つに冷水を入れる。
3. お湯のバケツに5分間、両足を入れる。
4. 10秒～15秒、冷水のバケツに両足を入れる。
5. お湯を足して温度を保ちながら、2～4を2、3セット繰り返す。

---

2 さする　足裏をさする

1分

肌が柔らかくなったところで、足裏を丁寧にさする。両手の親指を使って、つま先からかかとに向けて。

3 かかとをこする　プラスα

かかとが硬くなっている場合は、細かいヤスリや軽石でやさしくこする。こすりすぎないよう、特に肌の弱い人は気をつけて。

4 足の指をもむ　もむ　1分

足の指を親指と人差し指で1本ずつつまみ、指先からつけ根までもむ。クリームなどを使うと効果的ですが、つけすぎるとやりづらいので注意。

1本ずつていねいに!

5 足の甲をさする　さする　1分

両手で足をつかみ、親指でつま先から足首に向けて指の間の足の甲をさする。

今日の気分は?
目的別スパプログラム

毎日のお風呂時間を利用して、美しさにさらに磨きをかけていきましょう。
血行がよくなるバスタイムはからだをリセットする絶好のチャンスです。

plan 1
リラックス・スパ

気持ちが沈みがちなとき、わけもなくイライラしているときは、
心身の緊張をほぐすこんなバスタイムがおすすめ。安眠効果も期待できます。

① アロマバスにつかる

ラベンダー、ペパーミント、マジョラムなど、リラックス効果を得られる精油をお風呂に5～6滴加えて、よくかき混ぜて入浴します。蒸気とともにいい香りが浴室を満たし、気持ちがゆっくりほぐれていくのを感じるはず。精油はブレンドしてもOKです。

※ ただし妊娠中や妊娠の可能性がある方は
専門家に相談してから精油を使用してください。

② 頭のツボを刺激

湯船につかった状態で、頭のツボ「百会」を刺激します。どんより停滞ムードの気のめぐりをよくして、ポジティブな気持ちをとり戻します。

百会（督脈）
【ひゃくえ：hyakue】

**気の滞りを解消して
むくみスッキリ！**

位置 眉間から頭のてっぺんに伸ばしたラインと左右の耳の先端を結ぶラインが交わる所。

押し方 両手の人指し指と中指を重ねてツボにあて、息を吐きながらゆっくり押す。

効能 気をめぐらせて、水分が滞りにくいからだに変える。

③ 顔のマッサージ

湯船につかった状態で、顔のマッサージを行ないます。ストレスがたまっていると自然と眉間にシワを寄せていたり、歯をくいしばっていたりと顔がこわばりがち。顔のこりをとって、スッキリ小顔にリセットしましょう。

1. フェイスラインに沿って4本の指で、あごから耳の下までさすり上げる。

2. 頭の中央に両手の4本の指をあて、こめかみにむかってさする。

目的別スパプログラム

plan 2
デトックス・スパ

汗や尿が出にくい、便秘がちなど、からだに毒素が溜まっているときはこちらを。
翌日、からだがスッキリ軽くなるのを実感するはずです。

① 首にシャワーをあててマッサージ

首のリンパ節にシャワーをあて、さらに首のマッサージを行ない、リンパの流れをスムーズにしていきます。

4本の指を左右の耳の下にあて、鎖骨までさすり下ろす。

少し顔を上に上げて、手のひらであごの下から鎖骨に向かって左右の手で交互にさすり下ろす。

② わきを押す

わきの下をゆっくりにぎるように
おし、腋窩リンパ節を刺激します。
かたい部分は念入りに押します。

わきの下に親指以外の4
本の指をあて、ゆっくり
にぎるように押す。

次に、腕を手首から脇
まで親指以外の4本の
指でさすり上げる。反対
側も同様に。

③ そけい部を マッサージ

両手のひらでそけい部を
マッサージします。外側
から内側に向かって念入
りにさすります。

両手のひらをおへその横にあて、
そけい部に向かってさすり下ろ
す。次に腰骨に手をあて、恥骨
に向かってそけい部をさする。

目的別スパプログラム

plan 3
美肌・スパ

季節の変わり目や乾燥が気になるときにはスペシャルバスケアで肌をいたわって。
肌の新陳代謝を促進し、透明感がある"うるツヤ"美肌に導きます。

① リンパ節にシャワーをあてる

リンパ節にシャワーをあて、流れをよくします。ひざ裏→そけい部→腹部→ひじ→わき→鎖骨→首→あご→耳下と、下から上へ順にあてていきます。

耳下腺（じかせん）リンパ節
顎下（がくか）リンパ節
頸部（けいぶ）リンパ節
鎖骨（さこつ）リンパ節
腋窩（えきか）リンパ節
肘（ちゅう）リンパ節
腹部（ふくぶ）リンパ節
そけいリンパ節
膝窩（しっか）リンパ節（ひざの裏側）

154

② 全身のブラシマッサージ

肌にやさしいブラシを使い、足→腕→背中→お腹の順にブラシでさすっていき、さらにリンパの流れを整えていきます。

③ フェイスパック

湯船につかりながら、顔のパックをします。10〜15分ゆっくりリラックスして。

目的別スパプログラム

plan 4
ダイエット・スパ

食べ過ぎが続いたとき、体重を短期間で落としたいときに試してほしいのがこちら。
1週間続ければ、確実にからだが引き締ります。

① 半身浴をしながら首のマッサージ

38〜40℃ぐらいのぬるめの湯につかり、15〜20分の半身浴を行ないます。その間に、首のマッサージをします。首こりはダイエットの大敵なので、念入りにほぐすのが大切です。

4本の指を左右の耳の下にあて、鎖骨までさすり下ろす。

少し顔を上に上げて、手のひらであごの下から鎖骨に向かって左右の手で交互にさすり下ろす。

② 浴室で部分やせマッサージ

湯船から上がり、お腹全体をマッサージします。

手のひらを軽くくぼませ、手を左右交互に動かしながらお腹全体をたたく。下からお肉を持ち上げるようにたたくと効果的。

手のひらをみぞおちあたりにあて、恥骨に向かってさすり下ろす。お腹全体をさするように少しずつ外側に場所をずらしながら行なう。

③ ラップでお腹の代謝アップ

バスローブなどを羽織り、一度浴室から出ます。市販のスリミングジェルをお腹に塗り、その部分にラップを巻きます。そのまま10〜15分ほどリラックスします。

※ 脱衣所が寒くてからだが冷えるようなら浴室内で行ないましょう。

④ もう一度バスタブにつかる

ラップをはずしてジェルをシャワーで洗い流したら、もう一度湯船につかります。2回目は半身浴と全身浴どちらでもOK。ミネラルウォーターを用意して、水分補給をしながら15〜20分ほどつかります。

Epilogue

美しくなるために、いろいろなケア法を試してきた方も多いのではないでしょうか。今回本書で紹介した最新マッサージメソッドは、簡単ですが、美しさと同時に体質改善にもなる方法。つまり、本来のボディラインと美しさを保つための理想的なプログラムなのです。

マッサージは、古くから世界で伝承されている医療技術です。日本ではまだよく知られていませんが、マッサージを行なうには医療面、美容面の両面で国家資格が必要です。海外ではエステティック等にも国際ライセンスがあります。つまり、それだけマッサージはからだに威力があるということ。その効果は世界各国で実証されているのです。

本書で紹介したセルフケアは、その効果の高いマッサージ法をできるだけ簡単なプロセスで処方しています。なぜならば、マッサージの方法を覚えて、身につけていってほしいからなのです。

いつでも、どこでも、やせたい部分を意識することで、からだはどんどん変わっていきます。太ることも、やせることも、キレイになること

渡辺佳子書籍紹介

『リンパサイズダイエット（DVD付き）』（学研）
『病気の予防＆不調の改善!! らくらく即効ツボ＆セルフケア』（学研）
『メディカルリンパマッサージ』（日本文芸社）
『カラダ美人になる　経絡リンパマッサージ＆ツボ』（学研）
『経絡リンパマッサージ』からだリセットBOOK』（高橋書店）
『才能を育てるキッズ＆ベビーマッサージ』（小学館）
『スリムになる！リンパマッサージ』（PHP研究所）
『体の内（なか）からキレイになる経絡リンパマッサージ』（主婦の友社）
『ブライダル・リンパマッサージ ―ステキな彼と幸せになれる！』（PHP研究所）
『ビューティー＆ダイエット ツボバイブル』（主婦の友社）
『セレブなボディをつくる 体内リンパダイエット』（青春出版社）
『顔が変われば人生が変わる　愛される顔になるための7つのテクニック』
（イースト・プレス）
『DVDでリンパマッサージビクス』（宝島社）
『経絡リンパマッサージ　ハンドブック』（ファミリーマート）
『DVD版 1分間リンパマッサージダイエット』（アスコム）
『免疫リンパダイエット』（青春出版社）
『リンパマッサージ7秒ダイエット』（青春出版社）
『経絡リンパマッサージ　ハンドブック』（主婦の友社）
『経絡リンパマッサージ　デトックスダイエット』（高橋書店）
『おふろダイエット』（ワニブックス）
『部分ヤセナチュラルリンパマッサージ』（河出書房新社）
『朝1分できれいになる即効リンパマッサージ』（だいわ文庫　大和書房）
『1分リンパダイエット』（だいわ文庫　大和書房）
『「無病」なカラダのつくり方』（サンマーク出版）

も、幸せになることさえも、あなた次第！そう、自分次第で、自分自身をどのようにでも変えることができるのです。

本書の「経絡リンパマッサージ」というセルフケア法は、これからあなたが美しく輝くための、スタートです。

この本が、皆さんのお役に立てることを願っています！

銀座の中心地にある銀座ナチュラルタイム治療院。

治療からダイエットまで徹底的なサポートが好評。

体の内側からキレイで元気になる経絡リンパマッサージ。

国家資格をもつ専門士がトータルにケアしてくれる。

GINZA Natural Time
銀座ナチュラルタイム

住所	〒104-0061 東京都中央区銀座3-7-16 銀座NSビル7階
TEL	代表 03-5250-1300
予約専用TEL	080-3541-0110
HP	http://www.naturaltime.co.jp/

渡辺 佳子 Keiko Watanabe

経絡リンパマッサージ協会代表理事。銀座ナチュラルタイム総院長。経絡リンパマッサージの第一人者。鍼・灸・按摩マッサージ指圧の資格とそのプロを養成する教員資格を持ち、教員養成科の講師を務める。現在、TV、雑誌で多くの監修を手がけるほか、講習やスクールなどでのセルフケアの普及、治療、教育活動などにも力を入れている。また自らの臨床経験から、健康や医療、予防医学の大切さを、美容やダイエットなどといった身近なテーマを通じて、一般の女性、ママやベビー、また、専門家まで幅広く多くの人に伝えることをライフワークとしている。

Staff

編集協力	永瀬美佳、長島恭子（Lush!）
デザイン	掛川 竜（カバー）、柿沼みさと（本文）
写真	園田昭彦
モデル	綾乃
イラスト	蛯原あきら、岡村透子、小林 晃、スギザキメグミ
編集協力	銀座ナチュラルタイム、経絡リンパマッサージ協会、ナディカル、福地裕人（銀座ナチュラルタイム）

本書は2009年2月発行『新版 セルライト超燃焼リンパマッサージ決定版』、2012年8月発行『セルライト超燃焼 美脚リンパマッサージダイエット』、2013年1月発行『美腹リンパダイエットバイブル』（以上すべて渡辺佳子著／マイナビ発行）の内容に加筆・修正した再編集版です。

セルライト超燃焼
リンパマッサージセルフケアBOOK

2015年1月30日 初版第1刷発行

著者　渡辺佳子

発行者　中川信行
発行所　株式会社マイナビ
〒100-0003　東京都千代田区一ツ橋1-1-1　パレスサイドビル
TEL 048-485-2383（注文専用ダイヤル）
　　03-6267-4477（販売部）
　　03-6267-4403（編集部）
URL http://book.mynavi.jp

印刷・製本　シナノ印刷株式会社

○定価はカバーに記載してあります。
○落丁本、乱丁本はお取り替えいたします。お問い合わせはTEL：048-485-2383（注文専用ダイヤル）、または電子メール：sas@mynavi.jp までお願いいたします。
○内容に関するご質問は、出版事業本部編集第2部まではがき、封書にてお問い合わせください。
○本書は著作権法の保護を受けています。本書の一部あるいは全部について、著者、発行者の許諾を得ずに無断で複写、複製（コピー）することは禁じられています。

ISBN 978-4-8399-5466-6

©2015 Keiko Watanabe　　©2015 Mynavi Corporation　　Printed in Japan